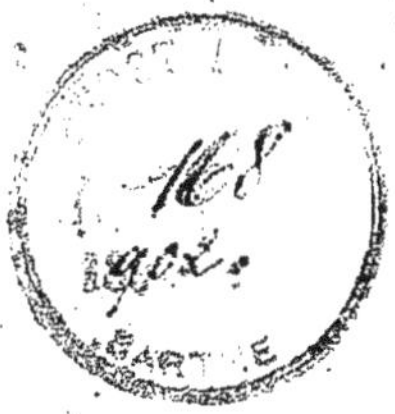

DES TRAUMATISMES

DE

L'EXTRÉMITÉ INFÉRIEURE DU RADIUS

CHEZ L'ENFANT

PAR

Le Docteur Louis LEFIZELIER

DE LA FACULTÉ DE MÉDECINE DE PARIS

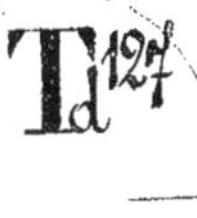

DES TRAUMATISMES

DE

L'EXTRÉMITÉ INFÉRIEURE DU RADIUS

CHEZ L'ENFANT

DES TRAUMATISMES

DE

L'EXTRÉMITÉ INFÉRIEURE DU RADIUS

CHEZ L'ENFANT

PAR

Le Docteur Louis LEFIZELIER

DE LA FACULTÉ DE MÉDECINE DE PARIS

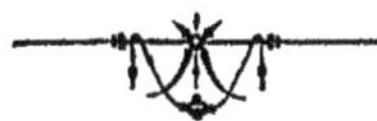

PARIS

INSTITUT INTERNATIONAL DE BIBLIOGRAPHIE SCIENTIFIQUE

93, Boulevard Saint-Germain, VI

—

1902

A LA MÉMOIRE DE MON PÈRE

A MA MÈRE

FAIBLE TÉMOIGNAGE DE RECONNAISSANCE

A MA SŒUR

A MES PARENTS

A MES AMIS

A MONSIEUR LE DOCTEUR HALLE

A MON PRÉSIDENT DE THÈSE

MONSIEUR LE PROFESSEUR KIRMISSON

Professeur de clinique chirurgicale infantile à la Faculté
de Médecine de Paris
Chirurgien de l'hôpital Trousseau
Chevalier de la Légion d'honneur

DES TRAUMATISMES

DE

L'EXTRÉMITÉ INFÉRIEURE DU RADIUS

CHEZ L'ENFANT

INTRODUCTION.

Nous ne voulons pas commencer l'exposé de ce travail sans adresser à M. le Dr Hallé nos plus sincères remerciements. Il a bien voulu nous inspirer le sujet de cette thèse et nous aider à la mener à bonne fin. Nous garderons le souvenir le plus reconnaissant, non seulement de la bienveillante sympathie qu'il n'a cessé de nous témoigner depuis notre arrivée à Paris, non seulement des conseils qu'il a bien voulu nous donner dans la direction de nos études, mais aussi des soins qu'il nous a prodigués à différentes reprises.

Qu'il nous permette donc de lui dédier ce travail, faible hommage de notre vive gratitude.

Nos très dévoués professeurs de la Faculté libre de Lille, nos maîtres de la Faculté de Paris ont droit à notre reconnaissance pour l'intérêt qu'ils nous ont porté et l'instruction médicale qu'ils nous ont donnée.

Nous conserverons le meilleur souvenir de leur accueil, de leurs leçons si goûtées et nous nous efforcerons de mettre leurs préceptes en pratique.

M. le Dr Hallé, chef de clinique de M. le professeur Grancher, a bien voulu nous présenter, dans les divers services de l'hôpital, des Enfants malades, et mettre à notre disposition sa collection radiographique. Nous ne saurions trop l'en remercier.

Nous adresserons les mêmes remerciements à M. Bastou, chef du Laboratoire de Radiographie de M. le professeur Kirmisson, et à M. Delaunay, ex-interne de M. Félizet à l'hôpital Bretonneau.

Nous vous dédions aussi ce travail, chers amis qui, pendant vingt années, n'avez cessé de nous donner les preuves de la plus franche et de la plus loyale amitié, et à vous aussi dont l'intimité fit le charme de nos dernières années d'études. Ces belles années vécues avec vous resteront toujours présentes à notre mémoire.

Nous ne saurions oublier de rappeler ici la mémoire de notre cher beau-frère, le Dr Edouard Laizé, qui fut pour nous en même temps qu'un ami, un véritable professeur de médecine pratique.

M. le professeur Kirmisson nous a fait l'honneur d'accepter la présidence de notre thèse; qu'il daigne agréer l'expression de notre profonde reconnaissance.

AVANT-PROPOS

Les lésions de l'extrémité inférieure du radius chez l'enfant méritent une étude spéciale.

Leur fréquence, les caractères spéciaux, les variétés, les degrés qu'elles présentent, leurs complications immédiates ou leurs conséquences lointaines les rendent intéressantes, et les imposent à l'attention du praticien.

Qu'un traumatisme violent, une chute, un coup, un mouvement forcé survienne en cette région, presque constamment il se fait une lésion de l'extrémité inférieure du radius.

La luxation du poignet est exceptionnelle : les luxations, en général, « sont à peu près inconnues dans l'enfance, et « Malgaigne, dans un relevé de 643 faits, n'en trouve qu'un, « relatif à un enfant au-dessous de cinq ans. » (Reclus).

« Autrefois, considérées comme très fréquentes, les luxa-« tions du carpe sur les os de l'avant-bras, sont devenues de « plus en plus rares, à mesure que s'établissait mieux l'his-« toire des fractures du radius. Dupuytren les regardait « même comme impossibles, exagération relevée par Mal-« gaigne ». (Bouilly).

Elles sont très rares, en effet, mais non point impossibles, et, dans une statistique que nous rapportons dans le cours de cette étude, nous en trouvons un cas.

L'entorse articulaire simple, fréquente chez l'adulte, est

bien rare chez l'enfant. « C'est un accident des adultes, dit
« M. Reclus, rare chez les enfants, leurs ligaments sont fle-
« xibles, aussi résistent-ils sans rupture à des mouvements
« exagérés. »

On la rencontre cependant quelquefois, mais presque toujours peu accentuée, succédant à un traumatisme léger. La
statistique, à laquelle nous faisions allusion tout-à-l'heure,
l'établit.

Donc, chez l'enfant, la lésion déterminée par le traumatisme du poignet est, avant tout, la fracture du radius à son
extrémité inférieure.

Charles A. Powers (Med. News. Phila, 1895) dit que son
attention fut attirée par la fréquence de ces fractures chez les
enfants ; il a, dit-il, acquis la conviction que ces fractures
(Fractures de Colles) sont beaucoup plus fréquentes dans
le jeune âge qu'on ne le croit ordinairement. Il a fait la statistique des cas qu'il a observés de décembre 1878 à juin 1888,
à Chambers Street Hospital, ainsi que de ceux traités de
janvier 1888 à 1890, à New-York Hospital. Il résume le
résultat de ses recherches, portant sur 988 cas, dans le
tableau suivant :

Age	— Sexe Masculin.	— Sexe Féminin.	— Total
1 à 10 ans —	37	— 11	= 48
11 à 20 ans —	201	— 13	= 214
21 à 30 ans —	100	— 32	= 142
31 à 40 ans —	88	— 86	= 174
41 à 50 ans —	79	— 132	= 211
51 à 60 ans —	52	— 87	= 139
61 à 70 ans —	21	— 28	= 49
71 à 80 ans —	2	— 9	= 11

Ce qui fait un total de 262 cas entre 1 et 20 ans, sur les 988 observations. C'est donc de 10 à 20 ans que se trouve le maximum de fréquence de ces fractures.

La fracture de l'extrémité inférieure du radius est donc fréquente dans le jeune âge. Mais ce n'est pas par ce seul point qu'elle doit arrêter notre attention.

Lorsqu'un traumatisme détermine chez l'adulte une fracture de la partie inférieure du radius, quelle que soit la diversité des interprétations théoriques concernant le mécanisme, il existe un type de fracture spécial. Ce type dominant, presque constant, classique, donne lieu à une déformation toujours identique plus ou moins accentuée suivant le degré de la lésion.

Le fragment supérieur vient faire saillie à la partie antérieure du poignet ; le carpe, entraîné en arrière avec le fragment inférieur, fait une forte saillie à la région dorsale. Il en résulte des saillies et des dépressions dont l'alternative détermine une sorte de Z, déformation décrite par Velpeau sous le nom de *dos de fourchette.*

Tel est le type de fracture le plus fréquent chez l'adulte, les autres variétés sont rares.

Il n'en est pas de même chez l'enfant : chez lui, les traumatismes de l'extrémité inférieure du radius sont variables.

On rencontre la fracture classique, mais à côté d'elle on rencontre bien des types variés : Décollement épiphysaire. Entorse dia-épiphysaire d'Ollier. Fracture incomplète. Fracture haute à déformations variables.

Entre ces types bien définis, on rencontre tous les intermédiaires des degrés de lésions radiales, mal définies et intéressantes, difficiles à dénommer et à classer.

L'étude de ces diverses lésions fera l'objet de notre chapitre III, dans lequel nous avons réuni les différentes observations déjà publiées, et celles que nous avons pu recueillir nous-même.

Quelles seront les suites de cette lésion ? C'est encore à ce sujet que nous trouverons des différences entre l'adulte et l'enfant. Le pronostic, généralement bénin chez le premier, va se compliquer chez le second. A la suite de ce traumatisme, des troubles dans le développement ultérieur de l'os pourront survenir, entraînant un raccourcissement du radius, des fractures itératives pourront se produire, et on pourra redouter à tous ses degrés, chronique, subaiguë, ou aiguë, l'ostéite épiphysaire ou l'ostéo-myélite.

Le diagnostic présentera donc des difficultés, le pronostic des incertitudes et imposera des réserves.

Quant au traitement, facile d'ailleurs, il devra être très attentif et prolongé.

CHAPITRE PREMIER

Anatomie.

Avant d'aborder l'étude des fractures de l'extrémité inférieure du radius, il importe que nous en rappellions l'anatomie et le mode de développement.

L'extrémité inférieure du radius, partie la plus volumineuse de l'os, forme une sorte de pyramide triangulaire.

Les faces antérieure et postérieure, les plus larges, sont séparées par une arrête externe émoussée.

La base, en rapport avec l'articulation du poignet, est revêtue de cartilage ; elle se divise en deux facettes, l'une triangulaire (externe), répond au scaphoïde ; l'autre quadrilatère, répond au semi-lunaire.

Sur le côté externe de l'os, une apophyse puissante, l'apophyse styloïde, donne insertion, par sa pointe au ligament latéral externe, par sa base, au tendon du long supinateur.

La face antérieure, concave dans le sens vertical, donne insertion au carré pronateur.

La face interne présente une petite facette articulaire destinée à s'articuler avec la tête du cubitus.

La face postérieure, fortement convexe, présente une série de gouttières destinées au passage de nombreux tendons.

Ces gouttières ne se voient bien qu'à l'état frais, cependant on peut les voir à l'état sec sur les os des adultes vigoureux.

Dans ces gouttières, passent en allant de dehors en dedans: le long abducteur et le court extenseur du pouce, les radiaux, le tendon du muscle long extenseur du pouce; enfin, les tendons de l'extenseur propre de l'index, et ceux de l'extenseur commun des doigts.

Tels sont les détails de forme, présentés par l'extrémité inférieure du radius; voyons maintenant sa structure intime, son architecture :

« La diaphyse du radius, dit M. le professeur Poirier, est
« formée par un cylindre de tissu compact, logeant un canal
« médullaire ; les parois de ce cylindre sont très épaisses eu
« égard au petit volume de l'os qui se trouve être ainsi fort
« résistant.

« L'extrémité inférieure est constituée par du tissu spon-
« gieux recouvert d'une mince lame de tissu compact. Tou-
« tefois il importe de remarquer que, contrairement à ce qui
« s'observe généralement sur les extrémités osseuses, la
« couche de tissu compact est épaisse de plus de 2 millimè-
« tres au fond de la cupule radiale... Sous cette cupule,
« le tissu spongieux est disposé en arcades superposées. A
« l'extrémité inférieure, la disposition des lamelles princi-
« pales du tissu spongieux est verticale » (Poirier).

Etudions maintenant le mode d'ossification du radius. Toujours, d'après les traités classiques, le radius présente trois points d'ossification : l'un diaphyso-épiphysaire, formant à la fois le corps et presque toute l'extrémité humérale.

Un autre point d'ossification, supérieur, forme la tête ; un autre enfin, forme l'épiphyse carpienne. Shwegel indique

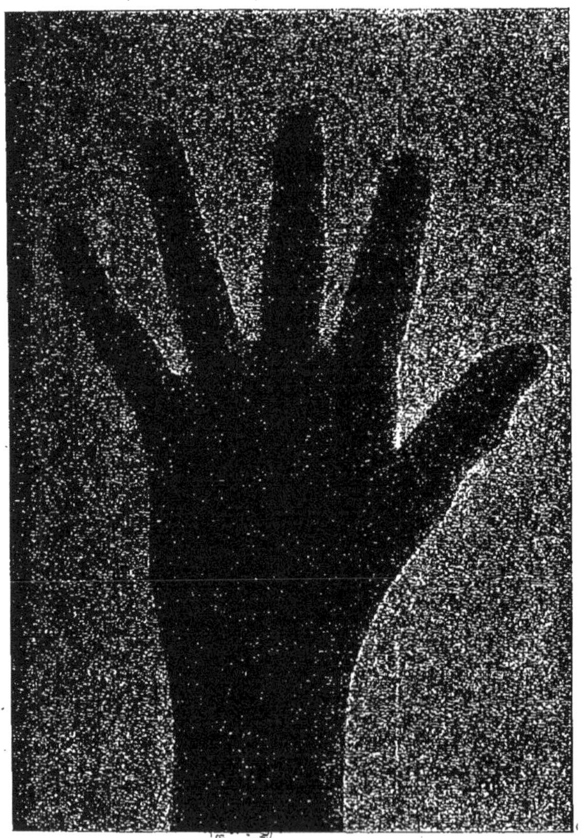

POIGNET NORMAL D'UN ENFANT DE 8 ANS

Dû à l'obligeance de M. le Docteur Hallé.

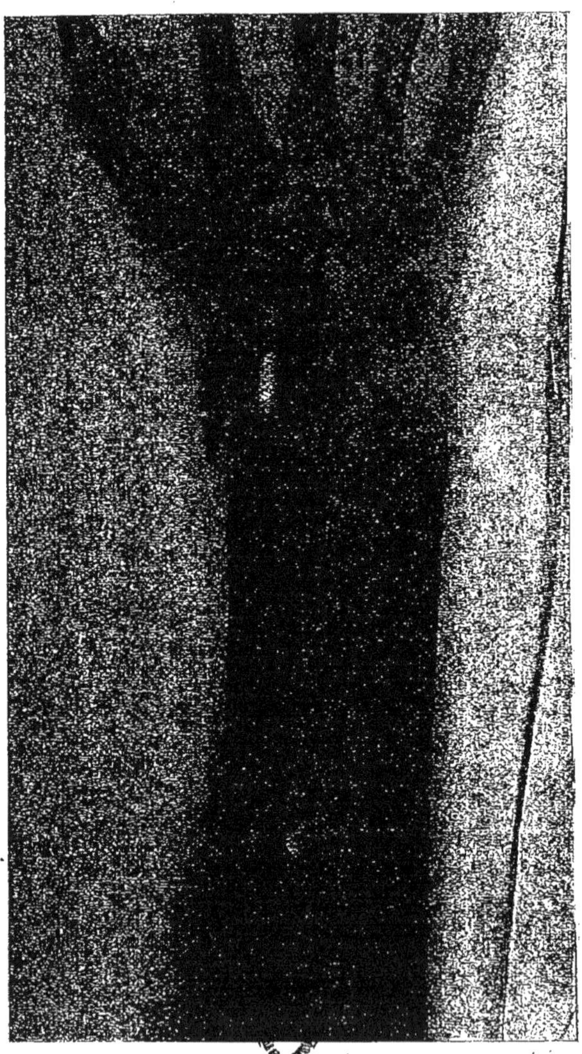

POIGNET NORMAL D'UN JEUNE HOMME DE 14 ANS.

encore deux points complémentaires, l'un pour la tubérosité bicipitale, l'autre pour l'apophyse styloïde.

Le point d'ossification inférieur apparaît de *deux à trois ans*, et le point stylien, d'après Shwegel, à huit ans.

L'épiphyse inférieure se soude de *vingt à vingt-deux ans* chez la femme, de *vingt-et-un à vingt-cinq ans* chez l'homme.

La soudure se fait d'avant en arrière.

On voit donc que la période de développement est fort longue pour l'extrémité inférieure du radius. Tant que la soudure n'est pas faite entre la diaphyse et l'épiphyse inférieure, c'est-à-dire jusqu'à 20 ou 25 ans, on pourra observer des fractures de l'extrémité inférieure ayant les caractères infantiles, spéciales par la présence d'une ligne de cartilage de conjugaison.

Nous avons cherché, à l'aide de la radiographie, à établir le volume de l'épiphyse inférieure, sa hauteur, l'épaisseur du cartilage de conjugaison, la direction de la ligne diaphysaire. Nous donnons ici deux de ces radiographies : l'une représente le poignet d'un enfant de *8 ans* ; l'autre celui d'un enfant de *14 ans*.

On pourra constater la netteté avec laquelle l'épiphyse se détache, et on constatera que le cartilage de conjugaison est très apparent.

L'épiphyse inférieure du radius, très peu épaisse sur sa partie interne et sa partie moyenne, se renforce, sur sa partie externe, de toute l'apophyse styloïde.

Sa hauteur, sa largeur varient naturellement suivant les âges, c'est-à-dire suivant leur degré de développement. Mais entre 10 et 20 ans, si l'on prend la moyenne, on peut approximativement estimer que le cartilage de conjugaison se trouve situé entre 12 et 20 millimètres au-dessus de la pointe de l'apophyse styloïde du radius.

Le cartilage de conjugaison se présente sous la forme d'une ligne légèrement courbe, à convexité épiphysaire et concavité diaphysaire. L'épaisseur de cette ligne cartilagineuse, peut être estimée à environ 1 millimètre et demi à 3 millimètres.

CHAPITRE II.

Mécanisme.

Le mécanisme des fractures de l'extrémité inférieure du radius a occasionné de multiples discussions, et nombreux et bien différents ont été les avis émis par les différents auteurs.

Les uns, avec Dupuytren, Nélaton, Malgaigne ont pensé que la transmission se faisait uniquement par les divers segments osseux, sans le secours des ligaments.

D'autres, avec Lecomte, Tillaux, Delbet et Contremoulins soutiennent que la force, se concentrant sur le ligament radio-carpien antérieur, arrache l'épiphyse inférieure du radius.

Enfin Lopés, Hennequin admettaient que la force suivait une voie complexe passant de l'humérus au cubitus, et secondairement du cubitus au radius, par l'intermédiaire du ligament interosseux.

Donc, trois solutions; laquelle adopter ? MM. Destot et Gallois, de Lyon, faisant table rase de toutes les idées émises, ont fait plusieurs séries d'expériences tendant à éclaircir la question, et à rapporter la lésion à sa véritable cause.

Dans une première série d'expériences, ils étudient la transmission globale, comme le faisait déjà Nélaton ; pour cela ils se servent de son procédé par percussion, le préférant au système de la presse hydraulique employé par M. Delbet. « Le choc , disent-ils, est ici un élément important, et il serait facile de rappeler des expériences mécaniques, où la propulsion brusque, violente, détermine des phénomènes que n'aménerait pas une pression lente et continue. Au reste, il n'est pas douteux que ce mode de percussion se rapproche le plus de ce qu'on observe en clinique. »

« Dans mes premières expériences, dit **M.** Gallois dans sa thèse, nous avons frappé sur les deux os de l'avant-bras, ainsi que le faisait Nélaton ; puis sur l'olécrâne et l'humérus, variant le degré d'extension de l'avant-bras sur la main.

« Dans un deuxième groupe d'expériences, nous avons envisagé les fractures en extension combinée avec l'adduction ou l'abduction de l'avant-bras .

« Le troisième comprend l'étude des fractures en flexion.

« La deuxième série d'expériences concerne les fractures par arrachement. » (Gallois).

Examinons les résultats obtenus par ces expériences, surtout en ce qui concerne les jeunes sujets.

Après avoir désarticulé un avant-bras au coude, réséqué l'olécrâne, appuyant la paume de la main sur un plan résistant, l'avant-bras relevé verticalement, les expérimentateurs frappent avec un maillet sur les deux os.

Leurs expériences ont porté sur 24 sujets dont 4 enfants.

En ce qui concerne les adultes, 11 fois ils ont obtenu la fracture du radius, et une fois la dislocation des os du carpe.

Quant aux enfants, voici les expériences, telles qu'elles se trouvent rapportées dans la thèse de Gallois.

EXPÉRIENCE I. — *Enfant de 6 mois.* — Chocs sur l'humérus maintenu par un aide, ainsi que l'avant-bras, verticalement au-dessus du poignet, de façon que celui-ci fasse, avec la main, un angle droit. La main est placée sur une table et repose sur sa face palmaire.

Il se produit une *rupture de la diaphyse* juste au-dessus du cartilage de conjugaison. Le périoste, qui engaîne la diaphyse est déchiré sur une hauteur de 1 à 2 centimètres.

EXPÉRIENCE II. — *Enfant de 6 mois.* — Le bras est placé de la même façon que précédemment. On frappe avec le poing sur l'humérus et, à la dissection, nous trouvons un *décollement diaphysaire des deux os* de l'avant-bras. Le fragment inférieur renferme le cartilage de conjugaison.

EXPÉRIENCE III. — *Enfant de 2 ans.* — En expérimentant comme précédemment, mais l'avant-bras placé en *hyperextension* sur la main, et l'olécrâne réséqué, on obtient une disjonction *de l'épiphyse* immédiatement au-dessous du cartilage de conjugaison. Aucune autre lésion apparente.

EXPÉRIENCE IV. — *Enfant de 2 ans.* — Le bras opposé de l'enfant ayant servi à l'expérience précédente nous a donné exactement la même lésion.

Par ces expériences, ce fait se trouve donc établi. La force se transmet directement du radius au carpe, sans l'intermédiaire du ligament radio-carpien antérieur, trouvé intact.

« La pénétration dès fragments, leur situation, leur forme, les lésions constatées du carpe, confirment dans cette idée. » (Destot et Gallois).

Quel rôle jouent les ligaments dans la transmission de la force ?

« La force agit sur le radio-carpien antérieur, qui arrache l'épiphyse, » dit Lecomte.

« La transmission de la force se fait par le ligament inter-rosseux, » disent Lopès et Hennequin.

Procédant toujours par l'expérimentation, MM. Destot et Gallois étudient chacune de ces opinions.

Relativement à la première, ils font trois expériences, dont deux sur des adultes, et une sur un enfant. Pour les adultes, section faite du ligament radio-carpien antérieur, main fixée par l'appareil de Brossard, ils frappent sur l'olé-crâne réséqué, après avoir fixé solidement l'avant-bras. Dans les deux cas, ils obtiennent une fracture du radius.

Enfant âgé de 3 ans. — Section du ligament antérieur. On maintient les os de l'avant-bras en contact avec le poignet, et on obtient un décollement de l'épiphyse des deux os.

De ces expériences, M. Gallois conclue: « Le ligament radio-carpien n'est pas indispensable, en tant qu'agent actif, mais indispensable, comme moyen de contention; son inté-grité amène l'uniformité dans les lésions observées. »

En ce qui concerne la transmission de la force par le liga-ment interosseux, MM. Destot et Gallois, après avoir fait nombre d'expériences répétées un grand nombre de fois, en arrivent à conclure : La transmission ne se fait que très acces-soirement par l'intermédiaire de ce ligament, et l'on peut dire que si le ligament interosseux empêche l'exagération des courbures latérales des os de l'avant-bras, il ne jouit que d'un rôle secondaire dans la transmission d'une force parallèle à l'axe de l'avant-bras ».

« Ainsi, dans l'attitude considérée, la main reposant sur le sol, l'avant-bras relevé à angle droit, sans inclinaison latérale, on peut dire que les ligaments n'ont pas le rôle qu'on leur a attribué. » (Destot et Gallois).

Le rôle exact des ligaments dans la transmission de la force étant ainsi établi par l'expérience, les auteurs que nous avons cités tout à l'heure, étudient les diverses variétés de fractures par tassement, fractures observées en faisant varier soit l'inclinaison antéro-postérieure, soit l'inclinaison latérale.

Ils étudient également les fractures produites en flexion, par chute sur le dos de la main, et, s'appuyant sur les nombreuses expériences qu'ils ont faites, ils concluent que dans toutes ces fractures le mécanisme est toujours le même : il se produit du tassement.

« La doctrine de Dupuytren, Nélaton, Voillemier, Bonnet, Malgaigne, disent-ils, est non seulement vraie cliniquement, mais l'expérience vient confirmer son exactitude. » (Gallois).

Ils ne nient pas, cependant, la possibilité des fractures par arrachement, et, par une nouvelle série d'expériences, en montrent la possibilité. « Les ligaments, dit Gallois, sont assez puissants pour détacher l'épiphyse radiale ».

Il paraît donc établi que des principales opinions émises sur le mécanisme des fractures de l'extrémité inférieure du radius, deux doivent être retenues : 1° le tassement, la pénétration ; 2° l'arrachement.

Le tassement et la pénétration que l'on rencontrera le plus souvent comme mécanisme dans les fractures des adultes ; l'arrachement que l'on trouvera dans certains cas particuliers, surtout chez les enfants et les adolescents, déterminent la plupart du temps chez eux, cette lésion spéciale que nous étudierons tout à l'heure : le décollement épiphysaire.

CHAPITRE III

Des diverses fractures de l'extrémité inférieure du Radius chez l'Enfant.

Les fractures de l'extrémité inférieure du radius présentent chez l'enfant, avons-nous dit, au début, d'assez nombreuses variétés : nous les décrirons successivement.

Nous devons chercher tout d'abord à établir la fréquence relative de ces diverses variétés.

La première, la plus spéciale, qui s'observe exclusivement dans l'enfance, est le *décollement épiphysaire.* C'est une lésion rare, presque exceptionnelle : nous n'en avons personnellement observé aucun cas. Nous la décrirons donc d'après les observations publiées. Ces observations, assez nombreuses dans notre thèse, sont cependant relativement rares. L'une d'entre elles remonte à 1825, et nous croyons avoir rapporté la plus grande partie des observations publiées à ce sujet.

Le décollement épiphysaire est donc rare, si l'on considère le grand nombre d'observations concernant les autres variétés de lésions de l'extrémité inférieure du radius. De ces observations banales, nous ne rapportons que quelques-unes seulement, nous bornant à celles que nous avons pu recueillir nous-même.

Sur la fréquence relative de ces autres variétés, nous pouvons apporter des chiffres. M. le Dr Hallé, qui a bien voulu nous aider de ses conseils pour la rédaction de ce travail, nous communique la statistique suivante :

Dans l'espace de 10 ans, de 1890 à 1900, observant sur environ 600 enfants de 10 à 20 ans, il a eu à traiter 61 traumatismes de l'avant-bras.

Sur ce nombre figurent : 1 luxation radiocarpienne ; 3 fractures doubles des os de l'avant-bras et 21 cas d'entorse légère du poignet, qui sortent du cadre de notre étude. '

Les 36 cas de fracture de l'extrémité inférieure du radius se décomposent ainsi :

Entorse dia-épiphysaire d'Ollier : 17 cas.

Fracture incomplète de l'extrémité inférieure du radius : 8 cas.

Fracture complète du radius avec déplacement classique 11 cas.

Il a bien voulu nous communiquer en outre 1 observation recueillie ailleurs, de fracture haute de l'extrémité inférieure du radius, que nous rapportons en signalant d'autres faits analogues.

Décollement épiphysaire. Entorse dia-épiphysaire d'Ollier. Fracture incomplète. Fracture complète classique. Fracture haute de l'extrémité inférieure du radius : telles sont les diverses variétés que nous aurons successivement à passer en revue.

A. — Décollement épiphysaire.

« Le décollement traumatique des épiphyses, dit M. A.-H.
« Marchand, dans le dictionnaire des Sciences Médicales,
« n'est point une fracture, à proprement parler. Il a cepen-
« dant une telle analogie avec elles, que sa place se trouve
« toute désignée à leur suite.

« Cette lésion a été connue fort anciennement, puisque
« l'on fait remonter sa connaissance jusqu'à Hippocrate.
« A. Paré, Fabrice de Hilden, Verduc, J.-L. Petit, Duvernay
« les signalent soit pour les rattacher aux fractures comme
« J.-L. Petit, soit pour en contester l'existence en dehors
« d'un état morbide de l'os.

« Reichel, en 1749, décrivit des décollements spontanés
« et traumatiques. Enfin en 1834 et 1837, Rognetta et
« Guérétin exposèrent l'ensemble de la question, et ce der-
« nier l'éclaira par des expériences cadavériques. Pajot,
« dans sa thèse d'agrégation, a dû s'occuper des décolle-
« ments. Enfin Foucher a publié un excellent mémoire
« sur ce sujet, à propos, du reste, d'une observation tout à
« fait contestable ». (A.-H. Marchand, Dict. des Sc. méd.)

De la naissance à l'âge de 10 à 12 ans, se trouve le maximum de fréquence du décollement épiphysaire. Il ne peut
plus se produire lorsque la soudure des extrémités osseuses
est complète, et plus les sujets sont jeunes, plus il se produit
facilement.

M. le professeur Kirmisson dans son récent ouvrage

sur les « Difformités acquises de l'appareil locomoteur pendant l'Enfance et l'Adolescence », constate, en traitant du décollement épiphysaire, que les auteurs ne sont pas d'accord « sur le degré de fréquence relative des divers décollements épiphysaires ».

Il cite plusieurs statistiques, dont l'une, celle de Karewski, se décompose ainsi : sur 15 décollements traumatiques des épiphyses, 6 concernent l'extrémité supérieure de l'humérus, 5 l'extrémité inférieure du fémur, et 4 celle du radius.

« Notre expérience personnelle, dit M. le professeur Kirmisson, confirme cette statistique ».

En 1848 Goyrand (d'Aix) publie dans la *Revue Médico-Chirurgicale de Paris*, un mémoire sur le décollement de l'épiphyse inférieure du radius. Ce mémoire a donné lieu, plus tard, à une intéressante discussion de la Société de Chirurgie, discussion que nous rapportons plus loin. Dans ce mémoire, Goyrand établit le diagnostic différentiel du décollement de l'épiphyse avec la luxation du poignet et la fracture de l'extrémité inférieure du radius. Dans la luxation, dit-il en substance, le carpe se montre sous la peau et les tendons sous la forme arrondie, tandis que dans le décollement de l'épiphyse, cette pièce osseuse, qui surmonte le carpe, présente un bord angulaire horizontal, et l'apophyse styloïde, déviée de l'axe du radius, conserve ses rapports normaux avec le carpe, tandis qu'elle les perd dans la luxation. Dans le décollement de l'épiphyse, le bord antérieur de l'extrémité inférieure de la diaphyse et le bord postérieur et supérieur de l'épiphyse forment, sous la peau, des reliefs transversaux, droits, nets, réguliers, ayant toute l'étendue transversale de la partie la plus renflée de l'extrémité inférieure du radius, tandis que les bords correspondants des fragments, dans la fracture, sont irréguliers, inégaux, et ont moins d'étendue transversale, parce que l'os se brise dans un point où il n'a pas encore toute la largeur qu'il présente au poignet. Dans le décollement de l'épiphyse, si on renverse la main en arrière ou en avant, si on imprime à la main des mouvements d'un côté à l'autre, et de légers mouvements de rotation, on peut constater que l'épiphyse se meut avec la main tandis que, dans la fracture, les mouvements se passent seulement dans l'articulation du poignet.

Dans la réduction du décollement de l'épiphyse, il n'y a pas de crépitation : celle-ci existe souvent dans la réduction de la fracture.

Quand on vient de réduire une fracture de l'extrémité inférieure du radius, le déplacement se reproduit en partie, si on discontinue l'extension avant d'avoir appliqué l'appareil, tandis que la conformation reste définitivement parfaite en cas de décollement de l'épiphyse. Celui-ci ne peut avoir lieu que dans l'enfance et l'adolescence, tandis que la fracture est bien plus fréquente dans l'âge adulte et la vieillesse. La guérison n'est jamais absolument exempte de difformité dans la fracture, tandis que le décollement de l'épiphyse ne laisse immédiatement après la consolidation aucune trace appréciable.

Et l'auteur cite plusieurs observations de décollement de l'épiphyse inférieure du radius chez l'enfant.

Observation I.

Décollement de l'épiphyse inférieure du radius.

Le jeune D., élève d'un établissement préparatoire pour l'admission à l'école des Arts et Métiers d'Aix, âgé de 15 ans et demi, fit, le 20 août 1846, une chute violente, dans laquelle il porta instinctivement les mains en avant. Quand il se releva, son poignet gauche était très douloureux et présentait une difformité qui différait peu de celle qui se rencontre dans la fracture de l'extrémité inférieure du radius avec pénétration réciproque des fragments. Poignet renversé en arrière ; axe de l'avant-bras, du poignet et de la main formant le Z ; tendons des radiaux soulevés sur la solution de continuité ; saillie transversale, en ligne droite, égale et très prononcée, de l'extrémité inférieure du fragment supérieur en avant. On distingue ce bord à travers et entre les tendons fléchisseurs.

La ride cutanée antérieure du poignet est à douze ou quatorze millimètres au-dessous de cette saillie. En arrière existe, au niveau de la solution de continuité, une dépression anguleuse. Le bord supérieur du fragment inférieur, un peu relevé et renversé vers le fragment supérieur, ne fait pas une saillie distincte, comme le bord antérieur de l'extrémité inférieure du fragment supérieur.

Les mouvements en arrière et en avant, que j'imprime à la main, sont suivis par le fragment inférieur, qui se renverse davantage en arrière, ou se porte en avant avec cette partie. Il n'y a pas de crépitation. Je fais l'extension sur la main, tandis que l'avant-bras demi-fléchi est fixé par un autre aide, et je pousse les deux fragments l'un vers l'autre. La réduction s'opère parfaitement sans crépitation, ni aucun bruit perceptible. Après la réduction, je fais cesser toute extension, et le déplacement n'a aucune tendance à se reproduire.

L'appareil se compose de deux petites attelles, dont la dorsale s'étend sur la région métacarpienne, et la palmaire s'arrête au-dessus du poignet, attelles qui sont séparées du membre par des compresses plusieurs fois repliées, formant des coussinets non gradués et fixés par quelques tours de bande. L'appareil a été renouvelé le troisième jour, le dixième, le quinzième, et enlevé le vingtième jour. A cette époque, il ne restait aucune trace de l'accident.

OBSERVATION II.

Décollement éphiphysaire du radius droit.

« Pendant que j'étais chirurgien-interne à l'hôpital d'Arles (1825), on y amena un enfant âgé de 12 ans qui venait de faire une chute d'un lieu élevé. Cet enfant était tombé sur les mains, et la main droite, portée en arrière par sa région carpienne, était inclinée en avant par son extrémité inférieure. Les doigts étaient fléchis. La partie supérieure de la pièce déplacée faisait une saillie de 3 lignes au moins, par rapport à la surface dorsale de l'avant-bras, et n'avait pas la forme arrondie du carpe, mais présentait en arrière un bord anguleux horizontal. En avant, on voyait, au-dessus de la main, le radius se terminer par une saillie également transversale, anguleuse et très prononcée. Le déplacement avait eu lieu bien près de l'articulation, mais la persistance des rapports naturels de l'apophyse styloïde radiale, avec le carpe, et le relief anguleux qui surmontait la main, excluait l'idée de la luxation. La netteté de cet angle et de celui que le radius formait en avant excluait l'idée de la fracture, et je reconnus de suite, le décollement de l'épiphyse. Je réduisis sans difficultés. Au moment où les parties reprirent leurs rapports naturels, on entendit un bruit qui ressemblait bien plus à celui que font les surfaces articulaires dans la réduction d'une luxation, qu'à celui qui résulte des frottements des fragments dans la réduction d'une fracture.

La réduction fut maintenue au moyen de deux petites attelles, et, au bout de *vingt jours*, l'enfant fut guéri.

Quelques années plus tard, en 1860, Goyrand revenait sur cette question du décollement épiphysaire. Le bulletin de la Société de Chirurgie de 1861, rend compte de la discussion engagée sur ce sujet, dans laquelle Goyrand demande la sanction de la Société de Chirurgie, dans son différend avec Malgaigne.

« Je possède aujourd'hui, dit M. Goyrand, un nouveau

fait que j'ai étudié avec grand soin, à cause du litige ; je vais vous en exposer les détails; nous rapprocherons de ce fait les traits principaux de celui qui me donna occasion d'écrire mon premier mémoire ; et nous verrons ensemble s'il n'est pas possible d'établir le diagnostic sur ces données. »

OBSERVATION III.

Décollement épiphysaire de l'extrémité inférieure du radius droit chez un enfant de 17 ans.

Le jeune Albert D..., âgé de 17 ans, brun, vigoureux, bien portant, se livrant aux exercices de trapèze, fait une chute dans laquelle il porte sur sa main droite.

Il ressent au poignet une vive douleur, et on reconnaît qu'il existe dans cette partie une grande déformation. Arrivé chez le blessé, une heure après l'accident, je trouve au poignet droit une lésion qu'un examen superficiel pourrait bien faire prendre pour une luxation.

En effet, la main est fortement portée en arrière de l'axe de l'avant-bras ; le radius présente, en avant, au dessous de la main déplacée, une saillie transversale et rectiligne qui soulève fortement la peau et les tendons fléchisseurs. Le déplacement, *très voisin de l'articulation*, paraît plus étendu vers le bord radial du membre que du côté du cubitus. Ce dernier est intact.

Convaincu de l'excessive rareté de la luxation du poignet, j'étudie avec beaucoup d'attention l'état des parties, et je note que l'apophyse styloïde du radius a conservé ses rapports normaux avec la main, et, bien que le fragment qui surmonte le carpe ait très peu de hauteur, je puis, en le fixant, imprimer à l'articulation du poignet des mouvements qui sont faibles et s'exécutent sans douleur. La pièce formée par la main et l'extrémité inférieure du radius est inclinée vers la face dorsale du membre ; elle n'a pas de fixité. Je la renverse plus fortement en arrière, en poussant la main dans ce sens, et dans ce mouvement je ne détermine aucune crépitation.

L'inclinaison de la main et de la pièce du radius qui la surmonte vers la face dorsale de l'avant-bras, déguise l'angle que pourrait former en arrière l'épiphyse radiale décollée ; la couche adipeuse, qui double la peau, contribue aussi à marquer cette saillie anguleuse.

Ainsi, pas de luxation ; la lésion à laquelle j'ai affaire est forcément une solution de continuité ayant son siège dans le radius, bien près du poignet. Mais cette solution de continuité est tout à fait transversale, elle est bien plus près de l'articulation que n'est jamais la fracture.

D'ailleurs, dans la fracture transversale, il y a ordinairement pénétration réciproque des fragments ; et, par suite, fixité du fragment inférieur ; et, ici, la portion du radius qui surmonte la main suit très librement celle-ci dans les mouvements qui lui sont imprimés. Supposé que le fragment inférieur ne fût pas enclavé et fixé dans un cas de fracture, il ne pourrait se mouvoir sur le fragment supérieur sans que la crépitation se fît sentir ; or, ici, il n'en existait pas.

En deux mots, la mobilité de la pièce du radius, surmontant le carpe, l'absence de toute crépitation, malgré cette mobilité, et l'âge du sujet, suffisent pour me faire diagnostiquer le décollement de l'épiphyse.

Il n'y avait point encore de gonflement. Je confie la contre extension à un aide, et faisant moi-même l'extension, je rétablis à l'instant la bonne conformation du membre. La réduction se fait sans crépitation, ni claquement. Les rapports normaux rétablis, je laisse le membre libre, et je constate que le déplacement n'a aucune tandance à se reproduire.

J'applique un simple appareil, consistant en deux attelles de carton placées sur les faces dorsale et palmaire de la moitié inférieure de l'avant-bras et des régions carpienne et métacarpienne de la main, séparées du membre par des compresses assez épaisses et fixées par une bande.

Cela se passait le 21 août 1858.

Le lendemain, pas de douleur. Je remplace les attelles de carton par des éclisses de bois.

Je renouvelle les appareils le 27 août et le 5 septembre.

Le 14, je le remplace par un bandage roulé.

Le 24, le jeune homme se sert de sa main depuis plusieurs jours, bien qu'il ait encore la bande. Il a déjà écrit et dessiné. Je supprime l'appareil.

Le 26, usage parfait du membre. Pas d'autre trace de la lésion, qu'un peu d'amaigrissement de l'avant-bras et de la main, et un peu d'engourdissement au petit doigt. Ce sont là des effets de la compression exercée par l'appareil.

D'après ces faits (le fait ci-dessus et l'observation de 1848, que nous avons reproduite plus haut), M. Goyrand dit pouvoir établir un diagnostic positif du décollement de l'épiphyse inférieure du radius.

Il commence par éliminer la luxation ; cette lésion est rare et les rapports de l'apophyse styloïde avec la main, permettront de faire le diagnostic différentiel.

Quant aux différences qui distinguent la fracture du décollement, il les fait ressortir en comparant les deux lésions, sous le rapport des causes et des symptômes.

Pour les causes : le décollement épiphysaire ne se voit que dans le jeune âge, la fracture peut se produire à tous les âges.

Quant à la cause déterminante, elle est la même pour les deux lésions ; le plus ordinairement, une chute sur le poignet.

Symptômes. — 1º La solution de continuité est *très rapprochée de l'articulation* (3 ou 4 millimètres) dans le décollement de l'épiphyse ; tandis qu'elle est à 1 centimètre et demi ou 2 centimètres de l'article, dans la fracture.

Ces chiffres de Goyrand nous surprennent. D'après les mensurations que nous avons faites sur des radiographies, nous avons trouvé que le cartilage de conjugaison se trouve situé entre 12 et 20 millim. au-dessus de la pointe de l'apophyse styloïde radiale.

Nous nous trouvons sur ce point d'accord avec Ollier, qui place la tuméfaction produite dans l'entorse dia-epiphysaire à 10 ou 20 millim. au-dessus de l'articulation.

Nous reproduisons une radiographie (*Planche* 3), prise dans le service de M. le professeur Kirmisson. Il s'agit d'un cas de décollement épiphysaire. Prenant la distance de la pointe de l'apophyse styloïde à la ligne du cartilage de conjugaison, nous trouvons 9 à 10 millimètres.

2º Dans la fracture transversale, la seule qui puisse être confondue avec le décollement épiphysaire, les deux fragments sont plus ou moins enclavés l'un dans l'autre, et l'inférieur n'est nullement mobile sur le supérieur, de telle manière que si on imprime à la main des mouvements en arrière ou en avant, ces mouvements se passent dans l'articulation du poignet, tandis que dans le décollement de l'épiphyse, si on communique des mouvements à la main, on peut constater que l'épiphyse se meut avec elle.

3º Dans les mouvements communiqués à la main surmontée de l'épiphyse, il n'y a jamais de crépitation ; tandis que ce bruit est toujours distinct quand, dans la fracture, le fragment supérieur étant solidement fixé on parvient à imprimer quelques mouvements au fragment inférieur.

4º Dans la réduction de la fracture transversale, avec déplacement prononcé, la collision des fragments donne lieu à la sensation de crépitation, si bien connue des chirurgiens, tandis que dans la réduction du décollement de l'épiphyse, il n'y a pas de crépitation.

5º Quand on vient de réduire la fracture, si on discontinue l'extension, avant que l'appareil soit en place, le déplacement se reproduit au moins en partie ; tandis que la conformation reste parfaite après la réduction de l'épiphyse décollée.

M. Huguier répond à M. Goyrand. Pour M. Huguier, l'opinion de M. Goyrand est trop absolue. Quand il y a décollement de l'épiphyse, il n'y a pas de crépitation, c'est vrai, mais dans beaucoup de fractures du radius, de même que dans d'autres fractures du péroné, par exemple, on ne trouve pas non plus de crépitation. Pour sentir la crépitation, il faut opérer un certain déplacement ; il faut faire exécuter aux portions d'os fracturés des mouvements en sens contraire ; or, chacun sait combien il est difficile d'obtenir ces déplacements dans les fractures des extrémités de certains os, où il existe entre les fragments un véritable enchevêtrement. Une autre cause de difficulté de trouver la crépitation, résulte de l'épanchement sanguin qui se fait entre les deux fragments de l'os fracturé.

Pour cet autre signe : *réduction du décollement épiphysaire* sans *crépitation* ; il y a des cas où l'on peut réduire la fracture de l'extrémité inférieure du radius et faire disparaître la déformation sans déterminer la moindre crépitation.

Si la déformation n'a pas de tendance à se reproduire, quand la réduction d'un décollement épiphysaire a été opérée, il y a aussi telles fractures de l'extrémité inférieure du radius, fractures sans pénétration, dans lesquelles on peut faire disparaître la déformation sans qu'elle ait de tendance à se reproduire.

Ainsi, conclut M. Huguier, les signes invoqués par M. Goyrand, pour différencier le décollement épiphysaire, ont de la valeur sans doute, surtout quand ils sont tous réunis, mais ils n'ont pas la valeur absolue que M. Goyrand voudrait leur rapporter. Aussi le signe le plus caractéristique est-il tiré de l'âge du sujet, et le diagnostic ne sera pas toujours aussi facile que le fait supposer la lecture du mémoire de M. Goyrand.

En 1868, Jules Colignon a publié une thèse, très intéressante, sur la disjonction traumatique des épiphyses. Dans ce travail, il rappelle les expériences d'Ollier qui servent à expliquer plusieurs faits pathologiques importants dans la production du décollement épiphysaire. Les épiphyses, dit l'auteur, servent au développement, en longueur, de l'os, et c'est le cartilage de conjugaison qui joue le rôle principal dans le phénomène. On sait que les os longs s'accroissent en hauteur par chacune de leurs extrémités, et cet accroissement cesse quand l'épiphyse est complètement soudée, et que l'épiphyse a disparu. L'épiphyse a une existence indépendante, elle vit aux dépens du périoste.

Trois choses peuvent arriver quand on cherche à opérer une solution de continuité sur l'épiphyse de l'enfant : 1o ou bien l'épiphyse est séparée de la diaphyse, et la surface de séparation ne présente aucune couche osseuse, c'est le *décollement épiphysaire proprement dit,* qui s'observe d'un mois à un an ; 2o ou bien l'épiphyse entraîne avec elle une couche peu consistante finement grenue, c'est la *fracture épiphysaire,* qui s'observe d'un an à quatre ou cinq ans ; 3o ou bien la solution de continuité se fait au sein du tissu spongieux près de l'épiphyse, et c'est la *fracture préépiphysaire* qui se rencontre toujours plus tard.

Quelle différence existe-t-il entre une divulsion épiphysaire et une fracture chez les enfants en bas-âge? Dans la première c'est une division nette de la cloison cartilagineuse, dans la seconde il y a écrasement du cylindre osseux et de la moelle, épanchements de sang et de liquide, douleurs intenses, etc.

Le décollement peut se produire pendant la vie intra-utérine à la suite d'une chute ou d'un coup sur le ventre.

La disjonction épiphysaire peut aussi se produire pendant l'accouchement : c'est à la suite d'une traction que l'enfant aurait à subir pendant l'accouchement forcé, et, dans ce cas, la lésion porte certainement plutôt sur l'épiphyse que sur l'articulation

Après la naissance, les disjonctions épiphysaires se produisent lorsque, par suite du progrès de l'âge, l'épiphyse a pris plus de volume ; un corps vulnérant peut, s'il agit directement sur elle, la séparer de la diaphyse. De nouvelles causes viennent s'ajouter à celle-ci pour rendre la lésion plus fréquente pendant l'adolescence qu'aux premières années de la vie : ce sont les jeux, les chutes, les accidents, etc.

Colignon parlant des mouvements pouvant le plus facilement produire la divulsion épiphysaire, dit qu'en général ce sont les mouvements forcés imprimés aux articulations. Il les divise ainsi :

1° Traction suivant l'axe du membre ; 2° Flexion et extension ; 3° Abduction forcée et rotation en dehors ; 4° Torsion et inflexion latérale ; 5° Violences extérieures ; 6° Contraction musculaire.

En résumé, on peut dire que si la divulsion traumatique des épiphyses se rattache par sa nature aux solutions de continuité, aux fractures, elle se rapproche des luxations par le mécanisme de sa production ; c'est, en effet, l'exagération de certains mouvements qui est la cause efficiente la plus ordinaire des disjonctions épiphysaires.

Telles sont les principales idées émises dans la thèse de Colignon. Dans cette thèse, l'auteur cite un certain nombre

d'observations de décollement épiphysaire. Nous es reproduisons ici.

OBSERVATION IV.

Disjonction de l'épiphyse inférieure du radius. —
Guérison. (Rognetta, in Gaz. médic. 1834, p. 514).

Un enfant de cinq ans, fils d'un bijoutier de la rue Saint-Honoré,
en jouant avec son frère plus âgé que lui, a eu, dans le commencement du mois de mars dernier, l'épiphyse carpienne du radius
décollée, à l'occasion que voici :

Traîné par son frère sur une espèce de jatte qui lui faisait office
de voiture, cet enfant se tenait d'une main à la jatte, de l'autre son
frère le tirait de toutes ses forces.

Après quelques tours faits ainsi sur le parquet d'un appartement,
l'enfant a jeté des cris perçants comme si son poignet gauche avait
été blessé.

Ses parents accourent près de lui, lui trouvèrent le poignet très
douloureux ; l'enfant le présentait comme mort, pour me servir de
leur propre expression ; ils l'ont cru démis.

J'ai donc été appelé. A mon arrivée, six heures environ, après
l'accident (c'était un soir) j'ai trouvé le poignet de cet enfant rouge,
ecchymosé, gonflé, très douloureux au toucher et les doigts à demi
fléchis. Il m'a été impossible d'y rien distinguer d'abord ; le petit
malade était d'ailleurs fort agité. J'ai remis mon jugement définitif
au lendemain, et j'ai ordonné, en attendant, des résolutifs locaux et
quelques calmants intérieurement. Le lendemain, le gonflement et
la douleur ayant diminué de beaucoup, la nature du désordre n'était
plus équivoque. Il m'a été facile d'y reconnaître la séparation de
l'épiphyse inférieure du radius.

En soutenant la partie inférieure de l'avant-bras, le poignet était
facilement déplacé en avant, en arrière, et un peu latéralement ; je
pouvais même lui faire exécuter un certain mouvement de rotation.

En tournant doucement la main, de la supination dans la pronation, je sentais aisément rouler sous mes doigts un corps à bord
mince comme une tranche de citron, à la partie inférieure de

l'avant-bras; et en inclinant la main du côté palmaire, je simulais parfaitement une luxation du poignet en arrière.

Aucune crépitation manifeste cependant n'était sensible dans ces manœuvres. Bien que les apophyses malléolaires ou styloïdes de l'avant-bras ne fussent que très peu développées, pour me servir de point de départ dans le diagnostic, j'ai pu m'assurer, en serrant fortement la partie inférieure des os de l'avant-bras, que ces os ne participaient point aux mouvements dont je viens de parler.

J'ai enveloppé la moitié inférieure de l'avant-bras, et une partie de la main dans un appareil inamovible. J'ai mis par dessus cet appareil deux petites attelles en bois, et j'ai assujetti le membre au tronc à l'aide d'une serviette qui faisait l'office d'écharpe, et qui enveloppait le tout. Le treizième jour j'ai ôté l'appareil ; l'épiphyse m'a paru consolidée ; j'ai commencé dès lors à faire exécuter à la main de légers mouvements de flexion et extension. — Guéri sans difformité.

OBSERVATION V.

(Thèse de Galand, Paris, 1834). — « *Disjonction épiphysaire du radius pour une luxation. — Mort. — Autopsie* ».

Sur la fin du mois de mars dernier, un jeune homme, malade fut apporté dans le service de M. Roux, après une chute qu'il venait de faire d'un arbre du Luxembourg. Roux qui lui prodigua ses soins, lui trouva au bras gauche deux luxations : 1° une luxation du poignet en arrière ; 2° une luxation de l'avant-bras aussi en arrière, mais compliquée d'une large plaie.

Roux crut bien avoir affaire à une luxation du poignet et la réduisit, dit-il, avec peine, et elle tendait à se reproduire. Il ne conservait presque aucun doute sur l'exactitude de son diagnostic.

A quelques jours de là, le malade étant venu à mourir, l'étonnement de M. Roux ne fut pas moins grand que le nôtre, quand à l'examen des pièces anatomiques, on trouva une fracture de l'extrémité inférieure du radius, avec décollement de l'épiphyse.

Observation VI.

Extraite des *Bulletins de la Société anatomique* (1839), publiée par Johnston. — *Décollement de l'extrémité inférieure du radius droit pris pour une fracture. — Mort. — Autopsie.*

Le nommé Fabre, maçon, âgé de dix-huit ans, d'une taille moyenne et bien constitué, entre à l'hôpital de la Charité, le 4 avril 1839. Il venait de tomber de 30 à 40 pieds. Il présente à l'avant-bras droit tous les signes d'une fracture de l'extrémité inférieure du radius. Le malade meurt. Outre les signes indiqués par tous les auteurs et qui étaient exprimés à un haut degré, nous avons remarqué les particularités suivantes :

Le fragment inférieur était presque *exclusivement constitué par l'épiphyse* séparée de la diaphyse de l'os, une très petite portion seulement de cette dernière appartenant à son bord postérieur, adhérait au fragment épiphysaire.

L'épiphyse ainsi détachée s'était placée dans une direction perpendiculaire à l'axe du membre, et formait ainsi la branche verticale du Z indiqué par Velpeau. Du reste, intimement unie aux articulations du carpe, elle était entraînée en dehors avec ces os par les muscles radiaux. Le fragment supérieur, porté en bas et en avant, soulevait les tendons fléchisseurs. Le périoste qui assujettissait ces deux portions de l'os, était complètement déchiré en avant, mais en arrière était simplement décollé des surfaces osseuses et offrait un épaississement et une injection notable.

La capsule de l'articulation cubito-carpienne est déchirée en arrière, et la tête du cubitus, saillante par l'inclinaison du carpe en dehors, a suivi le mouvement en bas du radius, et glissé le long de la face interne du pyramidal, jusqu'à l'os crochu contre lequel elle arc-boute. Le muscle carré pronateur est infiltré de sang.

Observation VII.

Extraite de l'*Anatomie chirurgicale* de M. le Professeur Richet,
p. 70.

J'ai observé, dans les services de M. Denonvilliers, un enfant de
huit ans environ qu'on amena à l'hôpital Saint-Louis avec une
plaie de la face dorsale de l'avant-bras, par laquelle sortait un
fragment osseux que tout d'abord on aurait pu prendre pour l'extrémité inférieure du radius. Mais un examen plus attentif nous
démontra qu'il s'agissait de l'extrémité inférieure de la diaphyse au
point où elle s'unit à l'épiphyse; il fallut en faire la résection. La
surface diaphysaire du radius était lisse et mamelonnée.

Le malade guérit peu de temps après et sans accidents.

M. Péan observa un cas analogue en l'année 1856, et le malade
guérit aussi en peu de temps et sans accidents.

Observation VIII.

Extraite du *traité iconographique des fractures et luxations*,
par B. Anger.

Sur l'avant-bras d'un jeune imprimeur dont la main avait été
prise dans un engrenage, l'épiphyse inférieure du radius était
décollée et, en raison de la projection en arrière de l'extrémité inférieure de l'os, les déformations étaient bien celles que l'on observe
dans la fracture de l'extrémité inférieure du radius.

Observation IX.

Extraite de la *pathologie Chirurgicale* de M. Nélaton,
2ᵉ édit., t. II, p. 287.

M. Leroux, chirurgien de l'hôpital de Versailles, observa un cas
de décollement de l'épiphyse inférieure du radius sur les deux

avant-bras, en 1865. Le bord tranchant du fragment diaphysaire tendait la peau qu'il menaçait de déchirer, et offrait une irréductibilité absolue.

OBSERVATION X.

Communiquée par M. Labadie-Lagrave, interne des hôpitaux. (Pièce présentée à la Société Anatomique). — *Divulsion traumatique de l'épiphyse inférieure du radius droit. — Fracture du crâne. — Mort. — Autopsie.*

Le nommé Larnicolle (Jean), âgé de seize ans, apprenti ferblantier, a été transporté à l'Hôtel-Dieu, dans le service de M. Maisonneuve, le 19 mars 1868. Ce jeune homme, de constitution robuste et presque athlétique, venait de tomber de la hauteur d'un quatrième étage d'une maison en construction, et présentait à son entrée des lésions graves et multiples, consécutives à sa chute.

Il offrait une fracture de l'extrémité inférieure du radius du côté gauche, tandis que du côté droit, on constatait, au niveau de la face antérieure du poignet, une déchirure transversale des téguments à travers laquelle venait faire saillie l'extrémité inférieure du radius, et en explorant plus attentivement la plaie, on pouvait même sentir une surface osseuse recouverte par les parties molles, et correspondant au cubitus fracturé.

La face dorsale de la main présentait la déformation caractéristique en dos de fourchette, et l'axe de la main faisait, avec celui de l'avant-bras, un angle obtus ouvert en dehors. Les tentatives de réductions opérées sur le membre, pendant que l'enfant était vivant, ne purent corriger le déplacement des extrémités osseuses faisant saillie à l'extérieur, à travers les lèvres de la plaie, et les tractions les plus énergiques furent impuissantes à vaincre la déformation et à amener la coaptation des fragments osseux. Deux heures après sa chute, le malade succombait dans un coma profond.

L'autopsie, pratiquée le lendemain matin, nous révéla les lésions suivantes du côté de l'avant-bras : (je passe sur les lésions que présentait le crâne.)

Le poignet, du côté droit, offrait, avons-nous dit, une déformation manifeste.

Le poignet et la partie inférieure de l'avant-bras étaient sensiblement arrondis par suite de l'accroissement du diamètre antéro-postérieur, la main, légèrement fléchie, s'inclinait vers le bord cubital, en même temps qu'elle paraissait déjetée en totalité vers le côté radial. L'avant-bras, dans une position intermédiaire à la pronation et à la supination, ne se continuant pas directement avec la face dorsale du poignet, celui-ci faisait une saillie considérable.

Du côté de la face palmaire, on trouvait, au pli articulaire supérieur, une large plaie transversale, à bords irréguliers, à travers laquelle venait faire saillie en dehors, l'extrémité inférieur du radius; en dedans, au-dessous des parties molles, on pouvait sentir l'extrémité osseuse du cubitus fracturé. Le fragment radial, saillant à l'extérieur, présentait une surface régulière, sans anfractuosités, ni saillies osseuses, et semblait recouvert d'une mince couche cartilagineuse, ce qui, au premier abord, eût pu faire croire à une luxation du poignet avec issue au dehors. Mais, en découvrant les parties profondes, nous avons bientôt trouvé l'extrémité articulaire des deux os de l'avant-bras ayant parfaitement conservé leurs rapports avec les os de la première rangée du carpe; les ligaments qui les unissaient étaient restés intacts.

Nous pûmes ainsi nous assurer qu'il ne s'agissait pas d'une luxation, mais bien d'une disjonction épiphysaire de l'extrémité inférieure du radius, avec fracture du col du cubitus. L'examen des deux fragments nous a permis, en effet, de constater que la solution de continuité siégeait au niveau du cartilage juxta-épiphysaire et de l'extrémité inférieure de la diaphyse radiale.

Les deux surfaces étaient parfaitement nettes et semblaient pour ainsi dire avoir été décollées. Le fragment épiphysaire offrait, toutefois à la partie externe de sa circonférence, quelques petites esquilles osseuses, adhérentes au cartilage épiphysaire.et qui avait été arrachées de l'extrémité osseuse de la diaphyse. Le cubitus avait été fracturé transversalement au niveau de son col, à 1 centimètre au-dessus de la surface articulaire.

Observation XI.

Publiée par Rognetta *in Gaz. médicale* 1834.

Au mois de mars, un jeune homme fut apporté dans le service après une chute qu'il venait de faire. Rognetta diagnostiqua une luxation du poignet en arrière, et la réduisit mais avec peine ; elle tendait à se reproduire.

Le malade étant mort, l'étonnement fut grand quand on trouva, à l'examen des pièces anatomiques, au lieu d'une luxation, une fracture de l'extrémité inférieure du radius, avec décollement de l'épiphyse.

Observation XII.

Décollement traumatique de l'épiphyse inférieure du radius.
Recueillie par Colignon, dans le service de M. Marjolin. — *Mort.*
— *Autopsie.*

Dubuc (Charles), âgé de sept ans, entrait à l'hôpital Ste-Eugénie, le lundi 13 juillet 1868. Cet enfant, couché au n° 4 de la salle Napoléon, de constitution assez bonne, voulant sortir d'une chambre dans laquelle ses petits camarades de classe l'avaient enfermé, tomba de la fenêtre d'un deuxième étage dans une cour, et se fit à la tête une très vaste plaie occupant toute la peau de la région frontale. Il présentait de plus, à l'extrémité inférieure de l'avant-bras gauche, une autre lésion qui excita d'autant plus notre curiosité que, venu dans cet hôpital pour des observations de décollement traumatique épiphysaire, je crus avoir affaire à cette lésion, eu égard à l'âge du sujet, aux symptômes qu'il présentait, et à la chute violente qu'il venait de faire. L'avant-bras gauche est le siège d'une tuméfaction assez considérable ; la douleur, à la pression, est si vive, que l'enfant pousse des cris déchirants au simple toucher ; le membre est dans l'impuissance la plus complète ; il est raccourci et entièrement déformé.

L'apophyse styloïde du radius paraît remontée ; elle occupe le même niveau que l'apophyse styloïde du cubitus plus saillante qu'à l'état normal. La main est déjetée en totalité vers le bord radial qui présente, à la partie inférieure, une légère incurvation, et son axe semble se continuer directement avec celui du radius. La face antérieure et la face postérieure de l'avant-bras présentent, à la partie inférieure, une déformation en dos de fourchette, si bien décrite par Velpeau, dans le cas de fracture de l'extrémité inférieure du radius. Mais, ce qui nous frappe le plus, c'est une saillie dure, résistante, qu'on rencontre à la face antérieure de l'avant-bras, à un centimètre environ au-dessus de l'interligne articulaire, saillie qui semble manifestement formée par l'extrémité inférieure de la diaphyse du radius, et dont les doigts limitent très bien et la forme et l'étendue.

Il en résulte pour la face antérieure de l'avant-bras une déforma-tion qui, au lieu de consister comme dans la fracture de l'extrémité du radius en une courbe saillante et plus ou moins allongée, présente une légère courbure dont la cessation brusque, au point même de la divulsion, forme une sorte d'arête saillante sous la peau déprimée immédiatement après elle.

En imprimant au radius des mouvements d'avant en arrière, on perçoit distinctement la mobilité anormale et une crépitation molle et douce qui ne permettent aucun doute sur la nature de lésion du radius.

M. Marjolin fit le lendemain de l'entrée de ce petit malade des tentatives de réduction, en faisant lui-même l'extension, et en appliquant l'index sur l'extrémité de la diaphyse du radius et le pouce sur la face dorsale de l'avant-bras. La réduction fut obtenue sans peine; mais, quelques instants après, le déplacement se repro-duisit et en même temps, les déformations que j'ai signalées.

L'état général du malade n'autorisait pas l'emploi d'un appareil contentif. L'enfant ne devait pas survivre aux lésions qu'il présen-tait du côté du crâne et de l'encéphale et, le vendredi 26 juillet, il expirait.

A l'autopsie, nous trouvâmes le périoste décollé dans une très large étendue et deux franges de ce dernier restées adhérentes à l'épiphyse qui était complètement séparée de la diaphyse.

L'épiphyse présentait en outre quelques petites esquilles osseuses sur son bord postérieur. Au niveau du cartilage interépiphysaire, on voit un peu de sang épanché. Le cubitus était sain.

De ces divers travaux, et de toutes ces observations, nous pouvons conclure :

a) On peut trouver chez les jeunes sujets une lésion du poignet se distinguant de la luxation et de la fracture du radius, c'est le *décollement épiphysaire*.

b) Cette lésion peut présenter trois variétés : le décollement *épiphysaire* proprement dit, la fracture *épiphysaire*, la fracture *préépiphysaire* (Colignon).

Elle se distingue de la luxation par plusieurs signes :

1o Dans *la luxation*, l'apophyse styloïde radiale a conservé sa direction normale dans l'axe du radius.

2o Cette apophyse n'a plus ses relations avec la région carpienne.

Dans le *décollement épiphysaire* comme dans la fracture, 1o l'apophyse styloïde est *déviée de l'axe radial*, et 2o elle a conservé ses rapports *normaux* avec le carpe.

3o Dans la luxation, le carpe se montre sous la forme arrondie, tandis que dans le décollement épiphysaire, cette pièce osseuse, qui surmonte le carpe, présente *un bord anguleux horizontal*.

On fera le diagnostic entre le décollement épiphysaire et la fracture en recherchant les différents symptômes suivants:

1o La solution de continuité est très *rapprochée de l'articulation*, à 3 *ou* 4 *millimètres*, d'après Goyrand, dans le *décollement épiphysaire*.

Dans la fracture, elle siège à 1 *centimètre et demi ou* 2 *centimètres*, au-dessus de l'articulation du poignet.

2o Dans le décollement de l'épiphyse, le bord *antérieur de l'extrémité* inférieure de la *diaphyse* et le bord *postérieur et supérieur* de *l'épiphyse* forment sous la peau des reliefs transversaux *droits, nets, réguliers* ayant toute l'étendue transversale de la *partie la plus* renflée de l'extrémité inférieure du radius.

Dans la fracture, les *bords correspondants* des fragments sont *irréguliers, inégaux,* et ont *moins d'étendue transversale.*

L'os se brise en effet en un point où il n'a pas encore toute la largeur qu'il présente au poignet.

3o Si on renverse la main en arrière ou en avant, si on imprime à la main des mouvements d'un côté à l'autre et de légers mouvements de rotation, on constatera, s'il y a *a décollement,* que l'épiphyse *se meut avec la main.*

S'il y a *fracture,* les mouvements se passent *seulement dans l'articulation.*

4° Quand on peut *mobiliser* les fragments on n'a *jamais de crépitation* dans le décollement, on en a parfois *dans la fracture.*

5o Dans la *réduction* du décollement de l'épiphyse, on n'obtiendra *pas* de crépitation. Il en existe parfois dans la réduction de la fracture.

6o Dans le décollement de l'épiphyse, la réduction *une fois* faite, la déformation n'a pas *tendance* à se reproduire. Le déplacement se *reproduit en partie* si l'on a affaire à une *fracture.*

7o Le décollement ne peut avoir lieu que dans l'enfance et l'adolescence. La fracture se voit *à tous les âges.*

8o Le décollement de l'épiphyse ne laisse immédiatement après la consolidation aucune *trace appréciable.* La guérison n'est presque jamais absolument exempte de difformité dans la fracture.

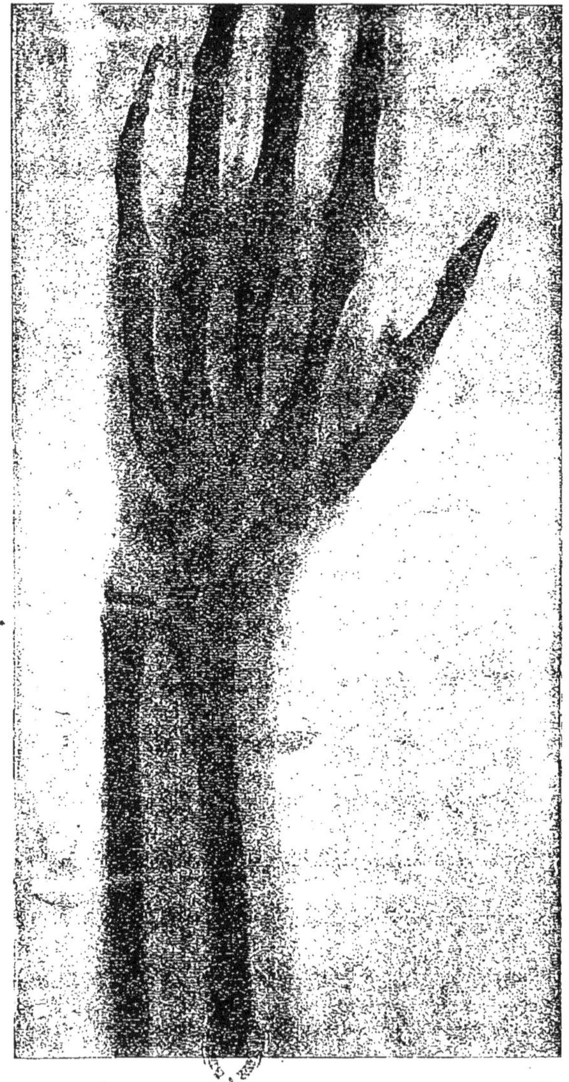

DÉCOLLEMENT ÉPIPHYSAIRE DU RADIUS DROIT, CHEZ UN ENFANT DE 8 ANS

Provenant du service de M. le Professeur Kirmisson,
à l'hôpital Trousseau.

Ii existe une lésion beaucoup plus rare que le décollement traumatique de l'épiphyse inférieure du radius, c'est le décollement simultané des épiphyses inférieures du radius et du cubitus. Ce fait, s'est rencontré, cependant, et dans l'Union Médicale de 1887, Ozenne en rapporte un bel exemple, chez un enfant de 10 ans.

OBSERVATION XIII.

Le 9 octobre dernier, le jeune X.., âgé de 10 ans, enfant bien constitué, mais d'un développement au-dessous de la moyenne, luttant avec l'un de ses camarades, perdit à un moment l'équilibre, et fut renversé sur le dos ; dans cette chute, en cherchant à continuer la résistance et à se dégager, les bras étendus, il parvint par un brusque effort à rejeter un peu de côté son adversaire, dont le poids du corps tout entier vint pesamment presser sur la paume de sa main droite, qui eut à subir une extension forcée.

Une très vive douleur fut aussi ressentie au niveau de la partie inférieure de l'avant-bras et toute résistance devint impossible.

Appelé auprès de cet enfant six heures après l'accident, nous trouvions le membre supérieur dans l'état suivant : l'axe de l'avant-bras, sans qu'on notât aucune déviation latérale. Les doigts étaient fléchis à angle droit ; sur la main, de même que sur les trois quarts supérieurs de l'avant-bras, on ne constatait aucun gonflement, aucune trace de contusion, rien qui pût faire supposer que la région olécranienne en particulier, eut été projetée sur le sol. C'est au niveau de la partie inférieure de l'avant-bras, que siègeaient les lésions. Là, sans plaie, sans changement de coloration des téguments, on voyait, dans une étendue de 5 centimètres environ, un léger gonflement, assez net sur les faces antérieures et latérales, à peine marqué sur la face postérieure.

Les apophyses styloïdes du cubitus et du radius avaient conservé leurs rapports normaux, et la pression, sur chacune d'elles, ne provoquait aucune douleur. Même insensibilité existait au niveau de l'interligne articulaire en avant et en arrière, ainsi qu'aux points d'attache supérieurs des ligaments antérieurs et postérieurs radio-carpiens. En explorant l'extrémité inférieure des deux os, soit au niveau des bords, soit au niveau des faces, on ne découvrait ni relief transversal, ni saillies anormales, ni dépressions ; aucun déplacement ne s'était produit, les connexions périostiques n'ayant probablement pas été détruites. Mais, par une légère pression de l'index, on produisait une douleur assez vive sur le cubitus à *10 ou 12 millimètres* et sur le radius, à *12* ou *15 millimètres* du sommet de leurs apophyses. Cette douleur, qui existait sur tout le trajet cir-culaire de la ligne interdia-épiphysaire, modérée sur la face posté-rieure, était plus accentuée au niveau des bords, et vive princi-palement sur la face antérieure.

En immobilisant d'une main la partie moyenne des deux os, et en saisissant de l'autre les épiphyses, on déterminait une légère mobilité anormale d'avant en arrière et d'arrière en avant, mais nul déplacement dans le sens latéral, et, par suite, aucun mouvement de rotation du segment épiphysaire. Aucune crépitation n'a été perçue. Les deux épiphyses, prises séparément et déplacées en sens inverse l'une de l'autre, présentaient aussi un peu de mobilité, due sans doute à quelques déchirures ligamenteuses.

Les mouvements spontanés de la main étaient en partie conser-vés ; celui de la flexion était le plus étendu, quoiqu'incomplet ; celui de l'extension plus limité et douloureux.

Quant à la pronation et surtout à la supination qui étaient surtout entravées, elles ne pouvaient être accomplies que dans des limites très restreintes.

De l'ensemble des symptômes que nous avions sous les yeux, nous ne devions conclure ni à une simple contusion ni à une luxa-tion du poignet, ni à une fracture des extrémités osseuses. Le décol-lement épiphysaire était le seul diagnostic qui s'imposât. Aucun déplacement n'existant, il n'y avait pas de réduction à faire ; un bandage ouaté, légèrement compressif, fut appliqué autour de la main et de l'avant-bras pour obvier au gonflement inflammatoire ; et le troisième jour, ce gonflement ayant en partie disparu, une gouttière plâtrée fut moulée sur l'avant-bras et le poignet. Le huitième jour, aucune sensation douloureuse n'ayant été perçue depuis l'application de l'appareil, nous mettions le membre à nu ; mais, malgré une plus grande facilité des mouvements de la main, a pression réveillant encore des douleurs au niveau de l'épiphyse radiale, la gouttière fut remise en place et ne fut enlevée que 6 jours plus tard. Le dix-septième jour après l'accident, on n'en constatait plus d'autre trace qu'une légère diminution dans l'étendue du mouvement normal d'extensiou de la main sur l'avant-bras qui, d'ailleurs, n'a pas tardé à reprendre son amplitude.

Ces cas de disjonction simultanée des extrémités inférieures du cubitus et du radius sont très rares. Colignon, dans sa thèse, n'en cite aucun fait, et bien peu d'auteurs les signalent. Hamilton, cependant, rapporte que Robert Smith (Treatise on fractures. Dublin) dit en avoir rencontré plusieurs faits qui auraient été pris pour des luxations.

Après avoir rapporté ce fait, Ozenne discute son diagnostic et écarte la luxation, la fracture et la contusion. Il invoque à cet effet, les mêmes signes différentiels que nous avons donnés plus haut, et, relativement au rejet du diagnostic : fracture, il insiste sur ce fait que dans le décollement la solution de continuité est toujours très rapprochée de l'articulation, toujours *plus haute* dans la fracture.

Quant au pronostic, Ozenne n'hésite pas à se prononcer favorablement pour ce qui est de la suite immédiate. Mais, pour l'avenir, il fait quelques réserves, relativement à l'arrêt possible dans le développement ultérieur du membre.

En terminant cette étude du décollement épiphysaire, disons un mot du mécanisme qui, à notre avis, semble présider à la production de cette lésion.

Dans la disjonction radiale isolée, comme dans le décollement simultané des épiphyses, le mécanisme qu'on observe le plus souvent nous paraît être l'arrachement.

Cette lésion, en effet, n'est pas une produite par une brusque violence, capable de déterminer un écrasement, mais par une extension de la main, forcée et prolongée, combinée à un certain degré de torsion et d'inclinaison latérale, ce qui produit le décollement par arrachement.

B. — ENTORSE DIA-ÉPIPHYSAIRE.

Dans le jeune âge, les lésions provoquées par le traumatisme, au lieu de porter sur les ligaments trop flexibles, portent surtout sur la région juxta-épiphysaire. « Il se fait un « commencement de disjonction, une *fracture incomplète*, « un tassement du tissu spongieux, une inflexion de l'os, « une rupture du périoste, désordres qui déterminent, au « niveau du cartilage conjugal, une tuméfaction doulou- « reuse, qu'Ollier a décrite sous le nom d'entorse juxta- « épiphysaire. » (Reclus).

« L'entorse juxta-épiphysaire, dit Ollier, est l'ensemble « des lésions produites dans les régions juxta-épiphysaires « de la diaphyse des os longs, par les mouvements forcés « des articulations.

« Chez l'adulte, les mouvements forcés des articulations « amènent la distension, et la déchirure des ligaments, avec « ou sans arrachement des saillies osseuses auxquelles ils « s'insèrent; chez les jeunes enfants, les ligaments et les « cartilages résistent, et c'est au delà de l'articulation, dans « la portion la plus souple ou la moins consistante de l'os, « que la lésion se produit. »

Dans les traumatismes de l'extrémité inférieure du radius, la région la plus éprouvée sera la région juxta-épiphysaire inférieure de la diaphyse de cet os, l'épiphyse non encore

ossifiée échappant par son élasticité même à l'action vulné-
rante.

Suivant le degré plus ou moins grand de consistance du tissu osseux, les lésions produites seront différentes. Elles varieront suivant qu'elles seront observées dans le tissu spongieux profond, ou dans le tissu compact périphérique: dans l'un, on rencontrera des écrasements, des tassements trabéculaires; dans l'autre se produiront des distensions, des torsions, des déchirures. Ces lésions pourront être le point de départ d'inflammations immédiates ou tardives.

L'entorse juxta-épiphysaire diffère du décollement épiphysaire; celui-ci peut l'accompagner, mais n'en est pas une lésion nécessaire.

C'est, dit Ollier, « le premier degré du décollement épi-
« physaire, de même que l'entorse articulaire est le pre-
« mier degré de la luxation. »

« Le décollement du cartilage de conjugaison, manque
« dans un grand nombre de cas, et ce n'est pas au niveau de
« la couche spongoïde normale qu'on observe les effets de
« l'entorse, mais à quelques millimètres au-dessus. »

Le niveau des désordres produits par l'entorse dia-épiphysaire variera suivant les sujets, suivant la résistance plus ou moins grande du tissu osseux. S'il est peu consistant, les effets de l'entorse se manifesteront dans la substance osseuse, à une certaine distance du cartilage; si sa consistance est physiologique, les lésions se produiront plus près du cartilage, dans la couche spongoïde.

L'âge du sujet, la constitution de son tissu osseux, ses dispositions plus ou moins grandes au rachitisme, auront donc la plus grande influence sur les lésions produites dans l'entorse dia-épiphysaire.

La vitalité plus ou moins grande du tissu osseux, au moment même du traumatisme, aura aussi son importance. Si celui-ci survient au moment où l'accroissement est le plus actif, on devra craindre davantage son effet sur le tissu osseux et les lésions se produiront là où il y aura moins de consistance, c'est-à-dire au niveau « des portions juxta-épiphysaires nouvellement formées ».

Plus la prolifération sera active au moment du traumatisme, plus les désordres produits par l'entorse seront multiples et profonds, et plus l'on devra redouter la production immédiate ou éloignée d'inflammations osseuses.

M. Ollier a, par des expériences cadavériques, établi les lésions diverses produites par l'entorse juxta-épiphysaire. Expérimentant sur des cadavres d'enfants, il n'a pu réussir à obtenir de désordres appréciables dans l'articulation : les déformations toujours très apparentes se trouvaient au-dessus et au-dessous, dans les régions juxta-épiphysaires.

Ses expériences portent sur des sujets de même âge, de trois à quatre ans, les uns morts d'affections septicémiques, comme la variole hémorragique; d'autres de maladies aiguës, comme la pneumonie ou la méningite tuberculeuse. Enfin, il recherche la différence des lésions produites par le mêmetraumatisme chez des sujets à nutrition appauvrie, et chez les sujets dont le tissu osseux n'a pas subi d'altération.

Dans les premiers cas, ceux où les sujets sont morts d'affection septicémique, il obtient des décollements faciles et immédiats de la diaphyse, décollements périostiques s'étendant plus ou moins haut, mais pas de lésion d'entorse épiphysaire.

Il en conclut, que chez ces sujets « profondément intoxiqués et infiltrés » « il y a eu une dissolution des éléments « cellulaires de la couche chondro-spongoïde, au niveau du « cartilage de conjugaison et de la couche ostéogène, sous le « périoste. »

D'après lui, une altération semblable, mais à un degré beaucoup moindre, existe chez ceux qui guérissent de la variole et autres fièvres éruptives graves, ce qui les expose à des inflammations consécutives sous l'influence d'un léger traumatisme.

Chez les enfants morts de pneumonie ou de méningite tuberculeuse, M. Ollier a produit toutes les lésions de l'entorse juxta-épiphysaire : *torsion de la substance compacte, tassement de la substance spongieuse, fractures trabéculaires, et décollement partiel des diaphyses.*

Ses expériences sur des enfants à nutrition appauvrie, lui donnent toujours les lésions de l'entorse, mais *le cartilage ne se décolle pas*, le tassement du tissu *spongieux se fait plus ou moins loin*, même *à une certaine distance* du cartilage de conjugaison ; l'écrasement maximum se fait à 8 *ou* 10 *millimètres* au-dessus de ce cartilage.

Enfin, chez les sujets, à tissu osseux normal : « la *dia-* « *physe se disjoint* ; le *tissu spongieux résiste*, et la *sépa-* « *ration s'opère* au niveau du *tissu spongoïde normal*, c'est- « à-dire au niveau de la couche la plus friable de l'os, là où « le processus d'ossification est en train de s'accomplir. Les « lésions sont différentes sur les deux faces de l'os ; d'un « côté, on observe le *tassement* et les *fractures trabéculaires*,

« par compression ; de l'autre, le *décollement* du périoste et
« la *fracture par arrachement.* » (Ollier).

Dès que l'épiphyse s'est ossifiée, elle prend part à ces
lésions de l'entorse, de même que les parties renflées de la
diaphyse. Ces lésions sont toujours moins marquées et se
« réduisent au tassement et aux fractures trabéculaires ».
Mais c'est toujours du côté du cartilage de conjugaison, qu'on
les observe.

« Les entorses juxta-épiphysaires, dit Ollier, peuvent être
« si légères qu'elles passent inaperçues.

« Un enfant est tiré violemment par la main, ou bien il
« fait une chute sur le poignet ; il crie, il pleure, on l'exa-
« mine ; on fait mouvoir les articulations où l'on suppose
« qu'il s'est fait mal ; on le frotte, on lui met une compresse
« résolutive, et, au bout de quelques heures, il se remet à
« jouer avec moins d'entrain sans doute, mais il ne paraît
« plus souffrir ».

« Si vous examinez cependant cet enfant deux ou trois
« jours après sa chute, vous trouverez des signes évidents
« de la lésion osseuse qui s'est produite par le fait de son
« accident.

« Au poignet, vous trouverez un peu de tuméfaction, au
« niveau de la région juxta-épiphysaire inférieure du radius,
« à 1 ou 2 centimètres au-dessus de l'articulation ; celle-ci
« est libre, et les mouvements normaux ne le font plus
« souffrir. Mais si vous forcez les mouvements, si surtout
« vous pressez au niveau de la tuméfaction, il accuse de la
« douleur. »

Comment expliquer cette bénignité extérieure, ce peu
de douleur d'un traumatisme, déterminant cependant des

lésions intra-osseuses appréciables? D'après M. Ollier, c'est la rapidité extrême avec laquelle se fait la réparation des tissus qui peut nous faire comprendre ce fait. « Le périoste se « tuméfie immédiatement, et bientôt il est assez épais et « assez résistant pour constituer une attelle périphérique qui « immobilise complètement la diaphyse et l'épiphyse (Ollier).

Cependant il arrive que ces entorses sont plus douloureuses : dans ces cas, d'autres tissus ont été atteints, comme les muscles, les gaines tendineuses, les nerfs. La distension, les tiraillements auxquels ils ont été soumis leur donnent une sensibilité excessive, ce qui occasionne les phénomènes douloureux, qui, du reste, cèdent à l'immobilité et à la compression.

Tous ces désordres produits par l'entorse dia-épiphysaire dans le tissu spongieux, ne tardent pas à disparaître, et se réparent complètement lorsque l'enfant est sain et robuste, mais il n'en va pas de même dans le cas contraire, surtout lorsqu'on a affaire « à des enfants, ayant, comme dit Ollier, « dans leurs ganglions lymphatiques, des tissus fongueux en « train de se caséifier ; alors le pronostic change et dans les « fractures trabéculaires ou les épanchements sanguins du « tissu spongieux, vous trouverez l'origine des ostéomyélites « à marche chronique, indolente, et qu'on considère comme « un effet direct et immédiat ou plutôt comme un produit « spontané du vice scrofuleux. » (Ollier, *Rev. Chir.*, oct. 1881.)

OBSERVATION I.

(Ollier, *Rev. Chir.*, 1881).

On nous a amené un jeune garçon de dix ans qui était tombé, depuis vingt-trois jours, sur la main, et qui recommençait à souffrir du poignet. Cet enfant s'était fait une entorse juxta-épiphysaire avec disjonction incomplète de l'extrémité de la diaphyse. Il y avait eu un peu de gonflement, on lui avait appliqué de l'arnica et, trois jours après, il avait recommencé son travail et ses jeux. Quand je le vis pour la première fois, vingt-trois jours après, il y avait une tuméfaction considérable mais à peine douloureuse, sauf à la pression, de la région juxta-épiphysaire inférieure du radius, principalement à la face palmaire. Au bout de huit jours d'immobilité et de compression, la tuméfaction et la douleur profonde avaient disparu, il ne restait qu'une légère déformation au niveau de la ligne dia-épiphysaire.

OBSERVATION II.

(Ollier, Rev. Chir. 81).

Un écolier de douze ans, se disputant avec un de ses camarades, veut lui asséner un violent coup de poing; son adversaire se dérobe, et le poing va frapper sur un tas de livres qui étaient sur la table. Douleur immédiate très vive au-dessus du poignet, puis sensation d'anéantissement et impuissance dans tout le membre. On le frictionne avec un liniment quelconque et l'enfant se remet le lendemain à son travail. Il remuait les doigts et toute la main et disait qu'il n'avait presque plus rien. Le surlendemain, douleur vive, tuméfaction de la région juxta-épiphysaire inférieure, s'étendant bientôt jusqu'au tiers supérieur de l'avant-bras.

Fièvre intense ; suppuration de la région juxta-épiphysaire ; plus tard, invasion de l'articulation du poignet, qui se tuméfia, mais ne suppura pas cependant. Il se forma plusieurs séquestres dans la région juxta-épiphysaire et le long de la diaphyse du radius car l'inflammation envahit presque la totalité de l'os.

Nous avons reproduit une grande partie du si intéressant travail de M. Ollier pour donner une description bien nette de l'entorse dia-épiphysaire, et montrer toute l'importance du diagnostic.

Connaissant maintenant les désordres intra-osseux accom-

pagnant cette lésion, malgré la bénignité des symptômes
qui la fait passer inaperçue la plupart du temps ; connaissant d'autre part les accidents si graves, qui peuvent survenir
chez les enfants prédisposés, quand aucun traitement n'a
été appliqué, nous porterons toute notre attention sur les
traumatismes de l'extrémité inférieure du radius.

Après avoir soigneusement examiné la région juxta-épiphysaire, si l'on constate une tuméfaction, douloureuse ou
indolente, on traitera les enfants, victimes du traumatisme,
par l'immobilisation, et on les surveillera jusqu'à ce que l'os
ait repris son volume normal.

C. — Fracture incomplète.

Il nous a paru nécessaire d'établir un chapitre spécial
pour les fractures *incomplètes*.

Par bien des signes, elles se rapprochent de l'entorse dia-
épiphysaire dont nous venons de donner la description.

Elles s'en distinguent cependant par plusieurs autres.
Nous nous appuyons ici sur la statistique qui nous a été
communiquée et que nous avons relatée plus haut.

La fracture incomplète, en général, est regardée comme
fréquente chez l'enfant : on la désigne aussi sous le nom de
fracture sous-périostée ; rien de surprenant donc à ce que
nous la retrouvions au radius, siège fréquent des fractures
de l'enfance.

La fracture incomplète représente un degré de traumatisme plus accentué que l'entorse dia-épiphysaire. Elle suc-

cède, comme cette entorse et comme la fracture complète, à une chute sur la paume de la main étendue, ou à un choc violent portant sur la paume dans la même position.

Elle est caractérisée par les signes suivants :

La douleur est nettement localisée au siège de la *fracture classique*, c'est-à dire à 1 ou 2 centimètres au-dessus de l'extrémité inférieure du radius.

Cette douleur est vive et nettement réveillée par la pression localisée en ce point

Le *gonflement*, quand on l'observe à son début, est, lui aussi, nettement localisé à ce point. Il forme au-dessus de l'extrémité inférieure du radius une sorte d'anneau, de bourrelet limité au point douloureux.

L'impotence fonctionnelle est généralement très accusée.

La recherche de la mobilité anormale est négative et ne donne lieu à aucune crépitation.

Dans certains cas, il existe une légère déformation, une véritable courbure de l'os, légère *concavité dorsale* au siège de la fracture, légère convexité *palmaire* peu appréciable : c'est l'ébauche de la déformation de la fracture classique en dos de fourchette. Cette courbure de l'os est *un signe* classique des fractures sous-périostées de l'enfance.

Elle *se réduit aisément*, sans grand effort et n'a aucune tendance à se reproduire après réduction.

L'ecchymose devient surtout appréciable, après plusieurs jours, à la région palmaire.

Observation I.

(Publiée dans la thèse de Picard, juillet 1898).

Le nommé Namp... Hippolyte, âgé de 15 ans, entre salle Velpeau, hôpital Saint-Antoine, le 14 mai 1897 ; il raconte que, la veille, il était monté sur le bord d'une fenêtre d'un premier étage, et que, perdant tout à coup l'équilibre, il tomba la face en avant. Il toucha le sol sur toute la partie antérieure du corps à la fois. Les deux bras étaient en avant et faisaient un angle très ouvert avec le reste du corps. Il sentit une forte douleur au poignet droit et ce fut tout.

Quand il se releva, il constata qu'il avait une sorte de bosse du côté externe, au-dessus du poignet droit ; une vive douleur s'ensuivait toutes les fois qu'il pressait en cet endroit. Il vint le lendemain à l'hôpital Saint-Antoine où il fut examiné dans la salle Velpeau.

Il y avait peu de déformation. Pas de dos de fourchette, pas de gonflement du poignet. La main n'était pas déviée. Comme le diagnostic était hésitant, on fit la radiographie.

Examen radiographique : Fracture un peu élevée, nettement du type des fractures en bois vert. Le trait de fracture est légèrement oblique de dehors en dedans et de haut en bas.

D. — Fracture complète classique.

Nous venons de voir l'entorse dia-épiphysaire, puis la fracture incomplète. Nous arrivons au dernier terme de ces degrés successifs de traumatismes, à la fracture complète.

Nous avons vu l'entorse avec ces fractures trabéculaires du tissus spongieux, accompagnées d'un léger décollement du cartilage de conjugaison, puis la fracture incomplète allant par degrés jusqu'à ébaucher la fracture classique.

Ici c'est la fracture typique, nettement caractérisée.

« Le premier signe qui frappe l'œil est l'augmentation du
« diamètre antéro-postérieur ; le poignet, au lieu d'être
« aplati, est arrondi, presque cylindrique.

« Le pli qui sépare le poignet de l'avant-bras est beaucoup
« plus accusé qu'à l'état normal. Au-dessus de ce pli, qui
« constitue parfois une véritable dépression, existe une saillie
« très accusée, formée par le fragment supérieur. Ce frag-
« ment soulève les tendons, qui se réfléchissent sur son bord
« tranchant, comme les cordes d'un violon sur le chevalet.
« L'épaisseur des muscles arrondit ce rebord, que l'on per-
« çoit cependant nettement chez les sujets maigres, et per-
« siste toujours plus tard comme un stigmate indélébile de
« la fracture, lorsque la réduction n'a pas été complète.

« Sur la face dorsale du poignet, on observe une dépres-
« sion correspondant au relief de la face antérieure et, au-
« dessous, une forte saillie due au fragment inférieur et au
« carpe entraîné en arrière avec ce fragment. »

« C'est cet ensemble de saillies et de dépressions, occu-
« pant alternativement les faces extérieures et postérieures du
« poignet, que Velpeau désigna ingénieusement sous le nom
« de déformation en *dos de fourchette* ». (Tillaux).

Comme symptômes, on peut trouver, outre cette déformation caractéristique, les mêmes signes que dans les variétés
précédentes, mais plus accentués. C'est toujours : la douleur
localisée au siège de la fracture, l'impuissance du membre,
la mobilité anormale, plus ou moins marquée suivant le
degré de pénétration, le gonflement plus ou moins rapide, plus
ou moins étendu suivant les cas.

Ce sont toujours les mêmes symptômes, à des degrés
divers, et il ne saurait en être autrement, toutes ces variétés

étant les degrés divers d'une même lésion, d'un même traumatisme, produit par le même mécanisme.

Sa fréquence chez l'enfant nous est fournie par la statistique que nous avons donnée au commencement de ce chapitre. Sur les 36 cas de fractures de l'extrémité inférieure du radius, nous trouvons : 18 entorses dia-épiphysaires, 8 cas de fractures incomplètes, et 11 cas de fractures complètes.

D'après cette statistique, elle viendrait donc comme fréquence, immédiatement après l'entorse dia-épiphysaire.

La plupart du temps, la réduction se fait assez facilement ; mais dans les cas de grand déplacement, il faudra surveiller le membre pour s'assurer que la réduction est parfaite. Pendant l'application de l'appareil, la fracture a pu se reproduire au moins partiellement, surtout s'il y a beaucoup de gonflement, ce qui aurait des conséquences désastreuses, non seulement au point de vue de la déformation et de l'impotence fonctionnelle, qui pourrait en résulter ; mais ce fait pourrait amener des fractures itératives, présentant les plus graves conséquences.

Bien traitées, c'est-à-dire immobilisées pendant un temps suffisant, après une bonne réduction, si l'immobilisation s'accompagne de massage, comme nous en parlerons à propos du traitement, ces fractures se consolident rapidement. Souvent il reste une petite déformation, petit cal peu volumineux n'entraînant aucune gêne fonctionnelle.

OBSERVATION I.

(Thèse de Picard. Juillet 1898).

La nommée Berthe M..., âgée de 22 ans, couturière. Entrée le

2 Juin, salle Lisfranc (Service de M. Blum). La malade est tombée
du 4ᵉ étage, sur un toit qui pouvait être à la hauteur d'un premier.

De ce toit, elle vint tomber sur un monceau de ferrailles.

Elle s'était précipitée les jambes en avant et elle a la conviction
qu'elle s'est fracturée la jambe gauche au-dessus du cou-de-pied,
en tombant sur le toit.

Elle se serait, au contraire, fracturé l'avant-bras droit, au
moment où elle tombait sur le monceau de ferrailles.

Elle explique que n'ayant pas eu, un instant, la perte de sa connaissance, elle a pu se rendre compte que son bras droit était
allongé le long de son corps ; elle aurait eu la sensation que tout
le poids de son corps aurait porté sur la partie cubitale de son
avant-bras.

Elle fut relevée presque aussitôt l'accident et éprouva une très
forte sensation d'étouffement. Elle souffrait alors peu de ses fractures. Elle fut amenée à l'hôpital St-Antoine, salle Lisfranc. La
main était déjetée sur le *côté radial*, et présentait nettement la
forme en *dos de fourchette.*

OBSERVATION II.

(Thèse de Gallois, Lyon. Décembre 1898).

Chute sur la paume de la main. C..., 20 ans, vient le 25 août à
la consultation de M. le professeur Ollier. Il est tombé de 2 mètres
de hauteur, la tête la première, les bras étendus en avant. Le fragment inférieur faisait après la chute, une forte saillie en *dos de
fourchette.* Des tractions appliquées sur la main ont fait disparaître la déformation.

OBSERVATION III.

(Thèse de Gallois, Lyon, 1898).

L...., ingénieur, fit, il *y a dix ans*, une chute de voiture ; il tomba
sur l'éminence hypothénar et le bord cubital de la main. La frac-

ture ne fut pas réduite, aucun traitement ne fut pratiqué. La déformation *en dos de fourchette* est restée très accusée. La radiographie montre nettement ces lésions anciennes.

OBSERVATION IV. — (Personnelle).

(Recueillie dans le service de **M.** Félizet, à l'hôpital Bretonneau, grâce à l'obligeance de **M.** Delaunay, interne des hôpitaux.)

Louis B..., âgé de 7 ans 1/2, a fait une chute sur le poignet le 2 février. Il se présente le 3 à la consultation avec une déformation *en dos de fourchette* très nette, symptomatique d'une fracture de l'extrémité inférieure du radius gauche.

Les apophyses styloïdes radiale et cubitale sont au même niveau.

Fracture radiale à 3 cent. 5 au-dessus de l'apophyse styloïde radiale, avec engrénement angulaire des 2 fragments.

Appareil plâtré le 4.

E. — FRACTURES PLUS HAUTES DE L'EXTRÉMITÉ INFÉRIEURE DE LA DIAPHYSE.

Nous avons décrit les fractures de l'extrémité inférieure du radius, dans les diverses variétés qu'elles présentent. Mais il nous a été donné d'en observer deux toutes spéciales, l'une avec M. le docteur Hallé, dont nous ne saurions trop reconnaître l'aimable obligeance ; l'autre à la consultation de M. Felizet, à l'hôpital Bretonneau. Cette fracture, au lieu de siéger au lieu d'élection des fractures classiques, siège plus haut, à 5 centimètres de l'extrémité de l'apophyse styloïde.

Nous avons cherché d'autres observations de ce genre, et

nous n'en avons pas trouvé beaucoup. Nous avons trouvé, cependant, un article de M. Schwartz dans la *Revue orthopédique* de 1898, relatant un fait semblable, et constatant la rareté de ce genre de fracture.

Nous aurions voulu en présenter les diverses variétés, car, suivant les degrés du traumatisme, nous devons retrouver là, les diverses variétés que nous avons décrites à propos de la fracture classique. Evidemment, il ne peut plus être question d'entorse dia-épiphysaire, mais on doit trouver la fracture incomplète avec ou sans déplacement, et la fracture complète.

De plus, nous pouvons rencontrer cette fracture combinée avec une fracture du cubitus, de siège variable, ce qui, dès lors, nous ramène aux fractures de l'avant-bras doubles.

Malheureusement nous n'avons pu trouver d'observations relativement à ces diverses variétés. Nous nous bornerons donc à signaler leur possibilité.

Observation I. (Schwartz).

« L'histoire des fractures et des luxations s'est éclairée d'un jour nouveau à partir du moment où les rayons X nous ont permis de voir et de fixer les lésions du squelette avec une précision absolue. Il est certain que nombre de fractures, nombre de déplacements articulaires, se traduisant par des signes douteux, ont été soit méconnus, soit mal décrits ; aujourd'hui, toute incertitude à cet égard se dissipe sous l'influence de la radiographie qui nous permet, dans les cas où la clinique est en défaut, de faire intervenir l'observation directe du foyer traumatique soit par la fluoroscopie, soit par la photographie directe des lésions.

Nous trouverons de la sorte nombre de fractures ou de luxations non décrites, et c'est à ce titre que nous citons le fait que voici :

« On nous amène le 23 mai 1898, un jeune garçon de 12 ans, qui, pendant ses jeux au lycée, a fait une chute de sa hauteur et est tombé le bras en avant, la main étendue sur l'avant-bras droit. Il a vivement souffert aussitôt ; il lui a été difficile de faire le moindre mouvement sans ressentir des douleurs ; l'accident était arrivé il y a trois jours lorsque nous le voyions pour la première fois. Il nous arrive avec un pansement ouaté fixant une attelle. On a pensé à une entorse du poignet, à une contusion, voire même à une fracture.

A l'examen, on ne constate tout d'abord aucune déformation du poignet et de l'avant-bras ; les apophyses styloïdes du radius et du cubitus sont à leur niveau ordinaire ; il existe un gonflement œdémateux de la main, du poignet, de l'avant-bras et ce gonflement devient plus considérable sur la face antérieure de l'avant-bras, tout près de sa partie inférieure. Il existe manifestement là et profondément un épanchement sanguin dont on sent la fluctuation. Aucune douleur du côté du poignet, les mouvements des articulations sont possibles, presque indolents : par contre, en explorant avec soin les deux extrémités inférieures des os de l'avant-bras, radius et cubitus, on ne découvre rien du côté du cubitus, mais sur le radius, *à 5 centimètres* environ, au-dessus de l'interligne radio-carpienne, on trouve manifestement, en déprimant les tissus, un point nettement localisé, où la pression détermine une vive douleur ; il n'y a de douleur ni au-dessus, ni au-dessous. Il n'y a aucune mobilité anormale appréciable ; cependant, en saisissant l'extrémité inférieure du radius et en cherchant à la rapprocher du cubitus, il me semble sentir, à un certain instant, de la crépitation nettement osseuse.

Nous basant sur l'étiologie, mais surtout sur la douleur localisée d'une façon si précise, sur l'épanchement sanguin profond et sur cette sensation, quoique fugitive, de crépitation, nous posons le diagnostic de fracture isolée de l'extrémité inférieure du radius, sans aucun déplacement et à un niveau (*4 à 5 centimètres*), où on ne l'observe pas ordinairement. C'est, en effet, tout près de l'articulation, dans une étendue de 1 à 2 centimètres et demi, que se trouve le trait de rupture dans la fracture classique par chute sur la main étendue.

Pour conclure et préciser notre diagnostic, nous prions notre confrère et ami, le Dr Poupinel, de faire la radiographié de la lésion, le 24 mai 1898. Elle nous démontre qu'il existe en effet une fracture transversale sans déplacement, à direction un peu irrégulière, remontant un peu plus haut du côté externe que du côté interne.

Etant données l'absence de déplacement, l'intégrité du cubitus, le traitement était fort simple ; massage pendant quelques jours pour amener la résorption de l'épanchement sanguin, et compression ouatée ; immobilisation pour assurer la consolidation régulière de la fracture. C'est ce qui fut fait, l'enfant fut complètement guéri au bout de 25 jours.

Nous avons recherché dans nos classiques si l'on avait observé des fractures de cette nature soit chez l'enfant, soit chez l'adulte ou le vieillard. Nous n'avons trouvé que très peu d'indications. Hamilton (*Traité des fractures et des luxations*, p. 337) nous dit que les fractures du tiers inférieur du radius, siégeant au-dessus du lieu ordinaire de la fracture classique de Dupuytren, sont aussi rares que les fractures du tiers moyen ou supérieur. Il en a observé 7 cas seulement.

La plupart de ces fractures de la diaphyse à son extrémité inférieure, laissent après elle des membres en parfait état.

Dans certains cas, on éprouve une grande difficulté à résister à l'entraînement des fragments vers le cubitus en formant un angle à sommet dirigé vers cet os.

Quelquefois, lorsque la fracture a été produite par une chute sur la main et que les ligaments rétro-cubitaux ont été arrachés ou déchirés, on voit l'extrémité inférieure du cubitus faire une saillie persistante et la main tombe plus ou moins vers le côté radial.

Rieffel, dans son excellent article « Fractures », ne fait aucune allusion à celles du tiers inférieur du radius, en dehors des fractures de Pouteau et de Dupuytren (*Traité Chir. Clin. opér.* Le Dentu et Delbet, t. II.).

. Ricard (*Traité Chir.* Duplay-Reclus) admet que la fracture isolée du radius au tiers inférieur est rare, lorsqu'il s'agit de chutes, sur les mains, autrement dit lorsque la fracture est indirecte : presque toujours c'est le cubitus qui cède le premier et le plus souvent les deux os sont fracturés.

En somme, la fracture que nous avons observée est une fracture rare ; et c'est à ce titre que nous en communiquons l'observation. (Schwartz. *Rev. Orth.*, Paris, 1898).

Observation II. — (Personnelle).

Nous devons à obligeance de **M.** le Dr Hallé, d'avoir pu recueillir cette observation de fracture rare de l'extrémité inférieure du radius, survenue chez un enfant de dix ans.

Le 14 novembre, cet enfant fait une chute sur *le dos de la main*, reposant à terre, en flexion forcée.

Il se fait une fracture du radius complète ; le trait de fracture est situé à 5 centimètres au-dessus de l'apophyse styloïde.

La déformation consiste en une saillie dorsale très accentuée.

La réduction immédiate fut faite par médecin.

M. le Dr Hallé appelé, vit le malade le soir même. A ce moment il existait peu de gonflement ; la douleur était bien localisée, et la mobilité anormale facile à produire.

Une planchette palmaire ouatée est appliquée et maintenue par des bandes de flanelle.

Massage quotidien.

Au bout de huit jours, il n'y a plus ni gonflement, ni ecchymose, mais la mobilité anormale est complète.

Application d'une gouttière plâtrée en bonne position.

La consolidation était complète le 13 décembre.

Il reste comme déformation, un petit cal annulaire très peu appréciable.

Observation III. — (Personnelle)

Recueillie dans le service de M. Félizet, à l'hôpital Bretonneau, grâce à l'obligeance de M. Delaunay, interne des hôpitaux.

Eugène H..., âgé de 7 ans, se présente le 29 janvier 1902, avec une fracture survenue, au dire de l'enfant, 15 jours avant, dans un choc de la paume de la main, contre un mur.

Fracture de l'extrémité inférieure du radius, à 4 centimètres 5 au-dessus de la pointe de l'apophyse styloïde du radius. Les apophyses radiale et cubitale sont au même niveau. Déformation en dos de fourchette.

Fragments engrenés et déjà solides, sans crépitation, avec peu de douleur locale. Cubitus intact. Mouvements du poignet libres, pronation et supination possibles, indolores.

Le 30 janvier, réduction sous chloroforme et pose d'un appareil plâtré.

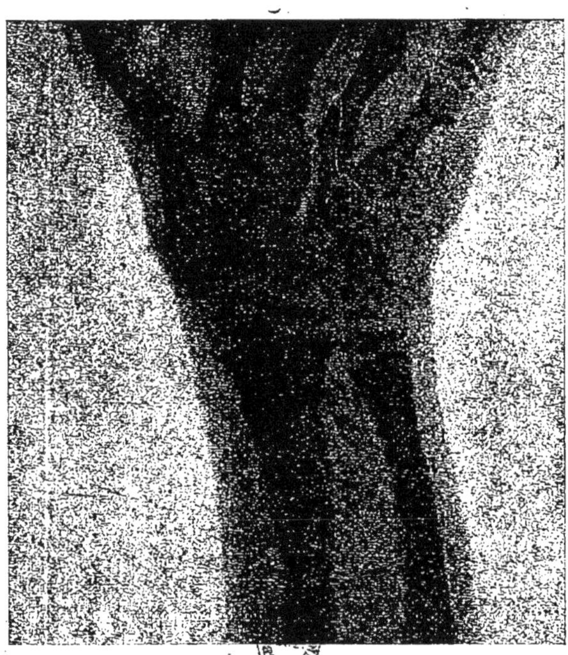

FRACTURE DE L'EXTRÉMITÉ INFÉRIEURE DU RADIUS

Provenant du service de M. le Professeur Kirmisson,
à l'hôpital Trousseau.

CHAPITRE IV.

____

Diagnostic.

Le diagnostic des fractures de l'extrémité inférieure du radius chez l'enfant, se déduit des signes que nous avons énumérés dans le chapitre précédent. Il repose sur l'examen clinique méthodique de l'articulation du poignet et de l'extrémité de l'avant-bras ; dans la plupart des cas il est facile. Dans tous les cas difficiles, le chirurgien devra aujourd'hui appeler à son aide l'examen radioscopique et la radiographie.

Les divers points sur lesquels l'interrogatoire et l'examen du chirurgien devra successivement porter sont les suivants :

Commémoratifs : Détermination précise du genre, de la violence, de la direction du traumatisme, de l'attitude de la main et du bras au moment du traumatisme.

Signes fonctionnels : Douleur. Impotence.

Aspect de la région : Forme. Gonflement.

Recherche de la douleur : Localisée et provoquée.

Recherche des mouvements provoqués : Extension. Flexion. Pronation. Supination.

Recherche de la mobilité anormale et de la crépitation.

Dans cet examen, il y a des points de repaire essentiels :

Etat de l'articulation du poignet : douleur ligamenteuse mouvements de l'articulation.

Etude comparée des apophyses styloïdes.

A l'aide de tous ces moyens, on posera d'abord le diagnostic différentiel entre les fractures qui nous occupent et les autres lésions de l'articulation du poignet.

a) Entorse du poignet. — Plus rare que les fractures, elle n'est cependant pas exceptionnelle chez l'enfant, comme le montre la statistique que nous avons donnée. Elle est le plus souvent légère : dès que le traumatisme est violent, dans l'enfance, il se fait une fracture. Dans l'entorse, la douleur est localisée aux ligaments articulaires, surtout les ligaments latéraux, à l'interligne articulaire. On ne trouve pas de douleur à la pression osseuse.

Le gonflement survient plus tard. Il est articulaire, dorsal surtout et nettement perceptible.

b) La luxation est très rare. — Elle a été longtemps confondue avec la fracture classique, mais aujourd'hui elle ne peut être confondue qu'avec le décollement épiphysaire.

Plusieurs signes cependant s'opposent à cette confusion :

1° Dans la luxation l'apophyse styloïde radiale *a conservé sa direction normale* dans l'axe du radius.

2° Cette même apophyse *n'a plus ses relations* avec la région *carpienne.*

3° Dans la luxation, le carpe se montre sous la forme arrondie, tandis que dans le décollement épiphysaire, la pièce osseuse qui surmonte le carpe présente un bord anguleux horizontal.

L'entorse et la luxation étant éliminées, il nous faudra

faire le diagnostic différentiel des différentes variétés de fractures entre elles.

α) Entre l'entorse dia-épiphysaire et la fracture incomplète le diagnostic sera assez délicat ; ce sont deux lésions voisines l'une de l'autre, la fracture incomplète représentant un degré de traumatisme plus accentué que l'entorse dia-épiphysaire.

Cependant la *gêne* plutôt que la douleur trouvée dans l'entorse dia-épiphysaire, sera remplacée, dans le cas de fracture incomplète, par une *douleur vive* immédiate, nettement *localisée au siège* de la fracture classique. Nous aurons alors une vraie *impotence* du membre traumatisé. Au lieu d'une *tuméfaction* modérée et tardive, la fracture amènera un *gonflement rapide* avec *ecchymose*.

S'il existe une légère courbure de l'os, le diagnostic s'en trouvera facilité : puisqu'à ces divers signes différentiels viendra s'ajouter le symptôme : *déformation*.

β) La fracture classique ne pourra donner lieu à aucune erreur. Les symptômes sont ici *tellement accusés*, la *déformation si nette*, que ce diagnostic sera toujours porté.

γ) En procédant à l'examen du poignet blessé on songera à la possibilité de ces fractures rares, fractures hautes de l'extrémité inférieure du radius.

Qu'elles soient sans déplacement, ou qu'elles s'accompagnent de déformation, on pourra en faire facilement le diagnostic ; elles ne diffèrent en rien comme symptômes des autres fractures, leur siège formant leur seule particularité.

δ) L'examen *du cubitus* sera toujours fait. Parfois, dans la fracture classique complète, il y a lésion du cubitus ; lésions portant soit sur la tête, soit sur l'apophyse styloïde de cet os.

Nous avons vu que le décollement épiphysaire du radius peut s'accompagner de décollement épiphysaire du cubitus.

ε) Enfin, dès que l'on peut songer à quelque chose d'anormal, on aura toujours recours à la radioscopie ou à la radiographie.

Nous avons décrit, les uns après les autres, les différents signes caractérisant les diverses lésions de l'extrémité inférieure du radius.

Mais nous ferons remarquer, en terminant ce chapitre, que dans la pratique on trouvera rarement tous ces signes nettement accusés, aussi précis que pourrait le faire croire la description de chaque variété de lésions prise en particulier. Toutes ces variétés étant les degrés divers d'un même traumatisme, nous pourrons nous trouver en présence de plusieurs variétés combinées, ce qui rendra le diagnostic plus difficile. Nous venons précisément d'observer un cas de ce genre avec M. le docteur Hallé : il s'agit d'un cas d'entorse dia-épiphysaire du radius chez un enfant de 10 ans 1/2, combinée avec une entorse du poignet, caractérisée par une douleur vive au niveau du ligament latéral interne.

CHAPITRE V.

Pronostic.

Il importe que nous fassions, relativement au pronostic des traumatismes de l'extrémité inférieure du radius, quelques remarques.

Nous devrons envisager les conséquences immédiates du traumatisme, et ses conséquences tardives, lointaines.

Il variera naturellement aussi, suivant l'état général du sujet. Nous mettons à part, bien entendu, les fractures ouvertes qui ont ici leur gravité ordinaire.

Si l'on considère seulement les suites immédiates, le pronostic est relativement bénin et, à plus forte raison, si le sujet est vigoureux, bien portant, indemne de rachitisme, syphilis, tuberculose et autres tares héréditaires.

Le travail de consolidation sera rapide, et la guérison ne tardera pas, du moins en apparence.

Mais s'il existe en même temps que le traumatisme, une infection générale antérieure, il n'en sera plus de même, et nous aurons lieu de redouter l'ostéite juxta-épiphysaire à ses divers degrés, jusqu'à l'ostéomyélite aiguë.

« L'activité plus grande de l'accroissement vers telle ou telle extrémité d'un os long, dit M. Ollier, constitue la prédisposition la plus réelle aux inflammations dites spontanées ou diathésiques, et aux diverses néoplasies ; mais, pour tous les cas où l'on peut se rendre un compte plus exact de la maladie, on arrive à faire jouer un rôle de plus en plus important au traumatisme, comme cause déterminante du processus morbide.

« Rien n'est si difficile que cette appréciation dans certains cas donnés, car il n'est pas d'enfant qui ne fasse des chutes nombreuses, et il n'est pas de parent qui ne veuille invoquer une chute, comme cause de la maladie de son enfant, pour détourner les yeux des prédispositions héréditaires qu'il lui a transmises ; mais, en apportant à ces recherches étiologiques, toute la rigueur dont elles sont susceptibles, on arrive à reconnaître la fréquence des ostéites immédiates ou tardives, développées sur des enfants à la suite d'une entorse ou d'un mouvement violent accompagné de choc. »

« Dans les cas simples, après une chute ou un mouvement forcé, on ne trouve au début, que de la douleur au niveau de la région juxta-épiphysaire ; on observe, au bout de deux ou trois jours, une tuméfaction plus ou moins marquée de cette région de l'os, l'articulation restant toujours intacte. Dans la plupart des cas, cette tuméfaction caractéristique disparaît spontanément au bout de quelques jours, mais, dans d'autres elle persiste, et l'enfant, qui avait repris ses jeux après la première douleur passée, se plaint de nouveau et présente un membre plus ou moins tuméfié. D'autres fois, ce n'est qu'au bout de quelques semaines, ou de quelques mois, qu'on s'aperçoit d'un gonflement au-dessus et au-dessous des articulations qui ont été forcées. Cette tuméfaction s'accompagne de douleurs plus ou moins sourdes, quand l'âge du sujet permet de les apprécier ; un abcès se forme, reste fistuleux, et le stylet arrive dans une petite cavité sequestrale. On a alors les symptômes de l'ostéomyélite chronique. Mais d'autres fois, nous avons vu survenir les accidents les plus graves de l'ostéo-périostite aiguë, avec fièvre intense et nécrose consécutive. » (Ollier, *Rev. Chir.* Oct. 81.)

Considérant les conséquences lointaines des traumatismes de l'extrémité inférieure du radius, on devra se montrer plein de réserve, le pronostic ne présentant guère que des incertitudes.

Si l'on doit redouter, comme le dit M. Ollier, les inflammations éloignées des os, l'on doit craindre aussi les arrêts de développement ou le moindre développement du tissu osseux, à la suite des lésions du cartilage de conjugaison.

On devra prévoir l'hyperostose permanente, la raideur articulaire, les douleurs et les déformations persistantes ; ces dernières avec les conséquences fonctionnelles qu'elles entraînent.

Les arrêts de développement sont relativement fréquents et nous avons pu en rassembler ici quelques observations dont une personnelle. Goyrand, Jaulin et Baudel les expliquent par une ossification prématurée du cartilage de conjugaison, ossification provoquée par le travail de réparation du radius traumatisé, d'où arrêt dans le développement de cet os. Le cubitus intact continue à se développer normalement ; il arrive à dépasser le radius, rejetant ainsi la main sur le bord radial, d'où une déformation limitant certains mouvements, et particulièrement celui de pronation.

M. le professeur Kirmisson signale aussi cette déformation, dans l'ouvrage que nous avons déjà cité plus haut. — « L'un des deux os, dit-il, étant arrêté dans sa croissance, et l'autre continuant à augmenter de longueur, ce dernier est obligé de s'incurver sur lui-même pour s'adapter à la longueur de son congénère. »

Il publie aussi une figure empruntée au mémoire d'Albert et Kolisko. « Dans cette figure, dit M. Kirmisson, on voit l'extrémité inférieure du cubitus faire une saillie anormale au côté interne du poignet, et la main en totalité se dévier en dehors dans l'attitude de la main bote radiale ».

OBSERVATION I.

(Goyrand. *Rev. méd.*, Paris 1848).

Mlle Laure R., maintenant âgée de 27 ou 28 ans, fit, à l'âge de 10 ans, une chute sur le poignet gauche. De cette chute résulta une lésion du poignet qui fut traitée comme une fracture de l'extrémité inférieure du radius, mais qui pouvait bien être un décollement de l'épiphyse, avec déplacement peu étendu. Quoi qu'il en soit, la guérison eut lieu sans difformité ; mais, à mesure que cette demoiselle a grandi, que ses membres ont pris du développement, il s'est manifesté au poignet une difformité dont voici les caractères : *Le radius est sensiblement moins long qu'il ne devrait être*. De là, une saillie anormale de la tête du cubitus sur le côté interne postérieur du carpe. Ce défaut de longueur du radius ne tient pas à un chevauchement des fragments ; car la conformation de l'extrémité inférieure du radius est très régulière. Cette extrémité est seulement un peu grêle.

Observation II.

(Goyrand. *Rev. méd.,* Paris 1848).

J'ai vu ces jours passés (sept. 1847) à l'infirmerie des prisons d'Aix, un jeune homme de 27 ans, qui présente une difformité du poignet gauche, analogue à celle que j'ai constatée chez Mlle Laure R. Le radius du côté difforme, mesuré de l'interligne de l'articulation radio-humérale au sommet de l'apophyse styloïde, est plus court de deux centimètres que l'autre ; l'extrémité inférieure de cet os est grêle ; l'avant-bras gauche est sensiblement plus mince que le droit, surtout à son quart inférieur ; la tête du cubitus fait, au côté interne du carpe, la même saillie que chez Mlle Laure R., seulement, chez le dernier sujet il existe un léger renversement en arrière de l'extrémité inférieure du radius, qui n'existe pas chez Mlle L. R. L'accident dont cette difformité est la suite chez le prisonnier, a eu lieu à une époque si peu avancée de la vie, que cet homme n'en a pas conservé le souvenir.

L'auteur comme conclusion ajoute :

« Qu'il y ait eu chez ces deux sujets, décollement de l'épiphyse ou fracture, la valeur des faits est à peu près la même pour la solution de la question qui nous occupe ; car, dans les deux cas, le travail de consolidation aura probablement déterminé l'ossification du cartilage épiphysaire et je ne puis m'expliquer que par cette ossification l'atrophie du radius que j'ai signalée. »

Observation III.

(Fracture ancienne du radius ; consolidation vicieuse ; allongement consécutif du radius. *J. de Méd. de Bordeaux XIX* 1889-90).

MM. Jaulin et Baudel présentent un malade âgé de 17 ans, qui, il y a 2 ans 1/2, eut une fracture de l'extrémité inférieure du radius droit. Aujourd'hui cette fracture est consolidée, mais d'une façon vicieuse. Les deux fragments chevauchent l'un sur l'autre : le fragment supérieur fait saillie à la face antérieure du poignet ; le fragment inférieur à la face dorsale. Le poignet lui-même a un diamètre transversal de 8 centimètres 1/2 ; celui du côté sain n'a que 6 centimètre 1/2. Mais ce sont les altérations du cubitus qui sont surtout intéressantes. Son apophyse styloïde dépasse, en bas, celle du radius de 3 centimètres, et, dans sa totalité, le cubitus mesure aujourd'hui 25 centimètres 1/2, celui du côté sain 26 centimètres 1/2.

Le radius malade mesure 20 centimètres. Le radius sain, 23 centimètres 1/2. — La main est déjetée sur le bord radial et le mouvement de pronation est très limité.

Il est probable qu'à l'âge de 15 ans, date de la fracture, la réparation osseuse de radius à son extrémité inférieure détermina l'ossification prématurée du cartilage de conjugaison, d'où arrêt dans le développement du radius, qui est de 3 centimètres 1/2 plus court que le radius sain. De plus, le cubitus intact a poursuivi son développement, a atteint le niveau de l'apophyse styloïde du radius, puis l'a dépassée de 3 centimètres. A ce moment-là, il s'est mis en rapport avec les derniers os du carpe et a renversé la main sur son bord radial.

Le malade n'étant âgé que de 17 ans, le cubitus continuera à croître et progressivement l'attitude vicieuse et la déformation s'accentueront, et le mouvement de pronation diminuera.

OBSERVATION IV.

Fracture de l'extrémité inférieure du radius, ayant causé l'arrêt de l'accroissement de l'os en longueur. — Communication de M. Gérard-Marchant à la Société de Chirurgie ». — (*Bull. Soc. Chir.*, Paris, avril 1899).

M. Gérard-Marchant. — « Je vous présente un opéré, garçon de 18 ans, qui, à l'âge de 8 ans, a eu une fracture de l'extrémité inférieure du radius qui a intéressé le cartilage de conjugaison, puisque le radius a cessé de croître en longueur, pendant que le cubitus se développait dans le même sens.

Il en est résulté un vice dans l'attitude et le fonctionnement de la main.

Celle-ci, déjetée sur le bord radial, n'ayant plus son axe correspondant avec celui de l'avant-bras, ne pouvait ni saisir, ni serrer. »

D'après une radiographie présentée par M. G. Marchant, le cubitus, par son extrémité inférieure, dépasse de plusieurs centimètres le plateau radial, et les surfaces articulaires ne se correspondent plus.

« J'ai pratiqué, continue M. G. Marchant, une ostéotomie, réséqué 2 centimètres du cubitus, et vous pouvez juger (d'après une deuxième radiographie) de la correction parfaite de la difformité, qui coïncide avec la reprise intégrale des fonctions de la main. »

M. Félizet déclare ce fait curieux et rare à l'avant-bras, et dit l'avoir vu plusieurs fois à la jambe. Il en rapporte deux observations.

Ce qui le frappe chez le jeune malade de M. Gérard Marchant, c'est ce fait que le radius, du côté opéré, est de 3 centimètres et demi plus court que celui du côté sain.

D'après la radiographie, il n'existe aucun chevauchement, et le trait de fracture se révèle, après 10 ans, par une élevure insignifiante.

Il pense que la fracture n'est pour rien dans la déformation ; c'est le *cartilage épiphysaire qui a été éprouvé* et qui a cessé de fonctionner. Le cubitus a poussé normalement, le radius a subi un développement ralenti, de là l'infirmité.

OBSERVATION V.

Raccourcissement du radius après décollement de l'épiphyse chez un enfant (1891-92, *Arch. Surg. London*, IV, N° LXV). [Hutchinson].

Un cas très intéressant de raccourcissement du radius, consécutif à un traumatisme de l'extrémité carpienne, s'offrit à notre connaissance sur le poignet d'un confrère de nos amis. Pendant une consultation. je remarquai que le cubitus de son poignet droit faisait une forte saillie. Lui ayant demandé l'autorisation de l'examiner, je trouvai le cubitus d'au moins trois quarts de pouce plus long que le radius. Il n'y avait pas autant d'obliquité que dans la plupart des cas de ce genre. Le poignet était simplement placé à la distance indiquée plus haut, au-dessous de l'extrémité du cubitus, la partie la plus basse de l'avant-bras et de la main étant presque en ligne droite.

On me dit que cet état résultait d'un accident survenu à l'âge de quatre ans.

OBSERVATION VI.

(*Revue Orthopéd*. 1894. — Communication de M. Gérard-Marchant).

Il s'agit d'un pensionnaire d'Ivry dont voici l'histoire recueillie par M. Hepp.

A 19 ans, le malade a fait une chute en avant d'une hauteur de 8 mètres. Il est tombé sur les deux poignets, et s'est, dit-il, fracturé les deux radius, droit et gauche.

La consolidation de ces deux fractures s'est faite rapidement, mais s'est accompagnée d'un déplacement qui persiste encore et s'est, au dire du malade, exagéré un peu avec l'âge. Ce déplacement n'a d'ailleurs apporté aucun obstacle aux mouvements de la main, ni atténué sa force ; dans l'exercice de son métier, le malade n'a jamais été gêné par sa difformité. Ce n'est guère que depuis quelques mois que le malade se plaint d'un enraidissement légèrement douloureux des poignets, qu'on observe d'ailleurs en même temps sur d'autres jointures.

Actuellement, à l'examen du malade on ne trouve aucune trace de ses fractures anciennes, pas de cal volumineux, mais on observe la disposition suivante :

La main semble notablement déviée sur l'avant-bras en dehors ; elle semble articulée avec lui en baïonnette, le poignet faisant sur le bord radial, une saillie légère arrondie, qui répond sur le bord cubital à une dépression profonde en encoche, déterminée par le relief au-dessus de la dépression de la tête du cubitus dont on apprécie l'apophyse styloïde sous les téguments.

La déformation précédente s'observe en même temps à droite et à gauche ; elle est toutefois plus prononcée à droite.

Au point de vue fonctionnel, on voit que les mouvements de flexion sont un peu plus limités qu'à l'état normal, les mouvements d'extension le sont beaucoup plus, surtout du côté droit où le malade n'a jamais pu redresser au-dessus de l'horizontale sa main sur l'avant-bras. Quant aux mouvements de latéralité, ils sont intacts.

Observation VII. — (Personnelle).

Nous avons recueilli cette observation avec le docteur Laizé, médecin à Ambrières.

Il s'agit d'une vieille demoiselle, Marie Q..., âgée de 87 ans, qui se présente à la consultation le 20 janvier 1902.—A l'âge de *15 ans*, elle fit une chute sur le poignet droit. Elle se rappelle avoir ressenti une vive douleur, et dit avoir été une huitaine de jours gênée dans ses mouvements. Pour tout traitement, elle fit des frictions et n'alla pas voir de médecin.

Le même accident lui arriva deux ans plus tard au poignet gauche et elle observa la même conduite que la première fois.

Aujourd'hui, elle présente aux deux poignets la déformation suivante : les mains sont fortement déviées en dehors sur le bord radial. Sur le côté interne, on sent très nettement la tête du cubitus, qui fait saillie.

De chaque côté l'apophyse styloïde du cubitus descend au-dessous de l'apophyse styloïde du radius.

Cette déformation n'apporte pas une trop grande gêne dans les mouvements. La pronation et la flexion se trouvent un peu gênées.

Cette déformation, nous dit-on, est venue peu à peu, à mesure que l'âge avançait, depuis les deux chutes faites.

Chez l'enfant, à la suite des fractures de l'extrémité inférieure du radius, les raideurs articulaires sont moins à redouter que chez l'adulte. Chez celui-ci, en effet, l'entorse du poignet fait toujours partie notable du traumatisme. Il n'en est pas de même chez l'enfant où cette lésion est toujours minime. De plus, la disposition aux raideurs articulaires est toujours de beaucoup moins grande à cet âge.

CHAPITRE VI.

———

Traitement.

Nous avons affaire à des enfants et, par conséquent, à des
sujets indociles et exposés à des imprudences, à des traumatismes successifs et secondaires; il importera donc d'ins-
tituer un traitement sévère et attentif.

De plus, les conséquences relatives au développement ultérieur du radius, devront être prévues. Un traitement très
rigoureux pourra seul les prévenir ou tout au moins les atté-
nuer.

La réduction, la contention et le massage formeront les
éléments de ce traitement.

A. — *Réduction.*

Dès qu'il existe la moindre déformation, on devra, à notre
avis, opérer la réduction. On la fera le plus soigneusement
possible; pour cela, confiant à des aides sérieux l'extension et
la contrextension, le praticien mettra tous ses soins à remet-
tre dans l'axe, les segments osseux et à donner aux fragments
la situation qu'ils avaient avant la fracture.

B. — *Contention.*

La contention sera toujours nécessaire, dans tous les cas de déplacement.

Le meilleur moyen de la réaliser est la gouttière plâtrée palmaire d'avant-bras. On l'appliquera de telle sorte qu'elle prenne bien la paume jusqu'à la base des doigts, le pouce, et qu'elle remonte un peu, par son bord radial, sur la face dorsale de l'avant-bras.

La contention et la réduction doivent se combiner. Dans les cas où la réduction ne se maintient pas bien, elle doit être refaite avec les mêmes manœuvres, pendant l'application de la gouttière plâtrée, et, pendant toute sa dessiccation, on aura soin de la maintenir solidement avec les doigts.

Ce sont, d'ailleurs, des cas à revérifier toujours au 8ᵉ jour.

On finira l'appareil en enlevant les bandes de toile, en évasant les bords de la gouttière que l'on garnira d'ouate. On mettra une bonne couche d'ouate à la région dorsale, et on fera un peu de compression à l'aide de bandes de flanelle.

Lorsqu'il n'y a pas de déplacement, ou si les sujets sont des enfants très jeunes, on pourra se contenter d'appliquer une attelle à la région palmaire et une autre à la région dorsale. Ces attelles, en carton ou en feutre plastique, pourront suffire à la rigueur, mais ces demi-appareils sont toujours inférieurs à la gouttière plâtrée ; ils donnent moins de sécurité et exposent à la compression circulaire trop forte.

C. — *Massage*.

Le *massage* est un moyen précieux qu'on ne devra jamais négliger.

Suivant les cas qui se présenteront, son application sera différente.

Il sera simple ou combiné aux appareils, ce dernier cas sera le plus fréquent.

Il sera toujours aussi précoce et aussi régulier que possible, quotidien d'abord, puis tous les deux jours, jusqu'à la guérison.

Dans les cas très simples, tout récents, sans déplacement, sans gonflement, sans douleur trop vive, il pourra être à lui seul vraiment curatif.

Après le massage, on fera une compression ouatée du membre, à l'aide de bandes de flanelle; on pourra, si l'on veut, mettre une petite attelle de carton, et l'on soutiendra et maintiendra immobile l'avant-bras et le bras à l'aide d'une écharpe.

On mettra tous ses soins à l'application de cette écharpe, de façon qu'elle immobilise bien le membre, et l'on défendra absolument tous les jeux.

Dans les cas graves, avec déplacement, douleurs vives, gonflement considérable, si la réduction est facile, complète, bonne, on appliquera primitivement un appareil plâtré.

Puis on fera du massage après trois, quatre, cinq ou six jours.

On fera un appareil amovible, que l'on replacera après chaque massage.

Naturellement, comme nous l'avons dit précédemment, on mettra une écharpe pour soutenir et immobiliser le membre.

Si la réduction est incertaine, qu'il existe un gonflement considérable, on fera d'abord de la compression ouatée épaisse.

On imposera le repos au lit, et l'on appliquera des attelles provisoires. On fera aussi, si cela est possible, un massage très doux.

Lorsque le gonflement aura disparu, on fera une bonne réduction, on appliquera un appareil *plâtré amovible*, et l'on se comportera, comme il est dit plus haut, c'est à dire que l'on combinera l'immobilisation plâtrée avec le massage.

REMARQUES GÉNÈRALES.

1º Après l'appareil plâtré primitif, dans les cas de gonflement considérable et de grande mobilité, il faudra toujours défaire l'appareil du 6e au 8e jour, pour vérifier la perfection de la réduction, corriger et refaire un plâtre s'il est nécessaire.

Dans tous les cas où la réduction sera difficile ou incertaine, on s'aidera de la radiographie.

Puis on combinera le massage avec l'immobilisation.

2º On ne devra jamais négliger les appareils contentifs ni les enlever trop tôt.

L'ablation de l'appareil avant la consolidation (20 à 21 jours) surtout si on laisse le bras libre et l'enfant jouer, expose à des fractures itératives graves, et à la fracture des deux os de l'avant-bras.

3o On se souviendra, dans tous les cas sérieux de lésions dia-épiphysaires, de la possibilité de troubles dans le développement de l'os. Ces troubles pourront être prévenus par le massage et l'immobilisation complète et prolongée.

Le plus souvent donc, chez l'enfant, le traitement des fractures de l'extrémité inférieure du radius consistera dans la combinaison du massage avec l'appareil contentif.

La réduction *devra toujours* être soigneusement faite dans tous les cas de déplacement. Elle sera bien surveillée et maintenue par un appareil.

L'enfant étant plus exposé que l'adulte à des imprudences et à des traumatismes itératifs, le traitement sera surveillé avec soin et prolongé longtemps.

Plus que l'adulte, en effet, il est exposé aux conséquences éloignées de la fracture, tenant aux lésions du cartilage dia-épiphysaire.

CONCLUSIONS.

I. — De toutes les lésions de l'avant-bras, chez l'enfant, la plus fréquente est la fracture de l'extrémité inférieure du radius.

II. — La fracture de l'extrémité inférieure du radius, présente chez l'enfant tous les degrés de lésions radiales, dont les types principaux sont : Décollement épiphysaire. Entorse dia-épiphysaire d'Ollier. Fracture imcomplète et fracture complète classique.

III. — On trouve aussi chez l'enfant une fracture différant par son siège de la fracture classique. Elle siège entre 4 centimètres 1/2 et 5 centimètres, au-dessus de l'apophyse styloïde radiale, et peut, elle aussi, présenter tous les degrés.

IV. — La fracture de l'extrémité inférieure du radius, peut être le point de départ d'un arrêt dans le développement ultérieur de l'os. D'où déformation pouvant entraîner une gêne fonctionnelle.

V. — Elle peut aussi être, chez certains sujets prédisposés, le point de départ d'ostéite juxta-épiphysaire ou d'ostéomyélite.

VI. — Le meilleur moyen de prévenir ces accidents nous paraît être, après une bonne réduction, l'immobilisation, combinée avec le massage.

BIBLIOGRAPHIE.

Colignon. — « *Disjonction traumatique des épiphyses* ». Thèse de Paris, 1868.

Destot et Gallois. — *Revue de Chirurgie*, N° 10, octobre 1890.

Gallois. — *Fractures de l'extrémité inférieure du radius.* Thèse de Lyon, 1898.

Goyrand. — *Rev. Méd. Chir. de Paris*, 1848, IV, 20-25.

Goyrand. — *Bull. de la Société de Chir.*, 1861, 2 s., I, 534-542.

Hutchinson. — *Arch. Surg.*, London, IV, N° LXV, 1891-92.

Jaulin et Baudel. — *Fracture ancienne du radius. Journal de Méd. de Bordeaux*, 1889-90, XIX, 451.

E. Kirmisson. — *Les difformités acquises de l'appareil locomoteur pendant l'enfance et l'adolescence*, Paris, 1902, 8°.

A. H. Marchand. — Décollement des épiphyses. *Dict. d. Sc. Méd. Paris*, 1881, IV, 4 s., p. 27-30.

Gérard-Marchant. — *Bull. Soc. Chir.*, Paris, Mai 1899, T. XXV, N° 16, p. 489.

Gérard-Marchant. — *Rev. orth.*, 1894, 1. s., T. V.

Ollier. — *Rev. Chir.*, oct. 1881, N° 10, p. 85.

Ozenne. — *Union méd.*, Paris, 1887, 3 s., XLIII, p. 13.

Picard. — *Fractures de l'Extr. inf. du radius.* Thèse de Paris, 1898.

Charles A. Powers. — *Med. News*, Phila., 1895, LXVI, p. 262-264.

Reclus-Kirmisson-Peyrot-Bouilly. — *Manuel de Path. externe.*

Schwartz. — *Rev. orthop.*, Paris, 1898, IX, 333-335, 1 pl.

Tillaux. — *Traité de Chirurgie clinique.*

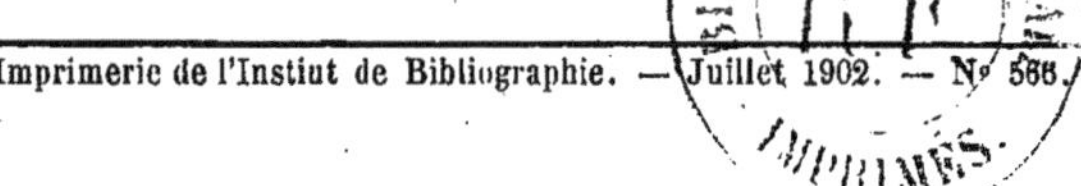

Imprimerie de l'Institut de Bibliographie. — Juillet 1902. — N° 566.

www.ingramcontent.com/pod-product-compliance
Ingram Content Group UK Ltd.
Pitfield, Milton Keynes, MK11 3LW, UK
UKHW021745090726
13657UKWH00002B/935